王居易 著

李梅 张侨文 王红民 整理

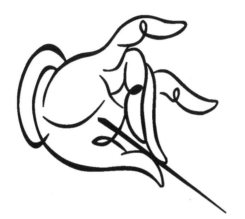

王居易
针灸医案讲习录

中国中医药出版社
·北京·

图书在版编目（CIP）数据

王居易针灸医案讲习录／王居易著.—北京：中国中医药出版社，2014.5（2025.1重印）

ISBN 978-7-5132-1870-2

Ⅰ.①王… Ⅱ.①王… Ⅲ.①针灸疗法—医案—汇编—中国—现代 Ⅳ.①R245

中国版本图书馆CIP数据核字（2014）第055202号

中 国 中 医 药 出 版 社 出 版
北京经济技术开发区科创十三街31号院二区8号楼
邮政编码 100176
传真　010-64405721
廊坊市祥丰印刷有限公司印刷
各地新华书店经销

*

开本 787mm×1092mm　1/16　印张 16.25　字数 267 千字
2014 年 5 月第 1 版　2025 年 1 月第 10 次印刷
书号 ISBN 978-7-5132-1870-2

*

定价　98.00 元

网址　www.cptcm.com

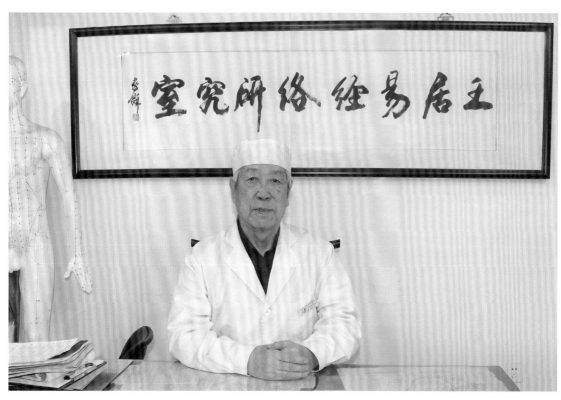

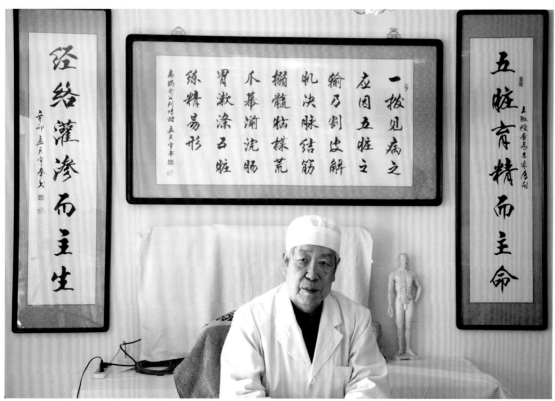

◎ 王居易经络研究室

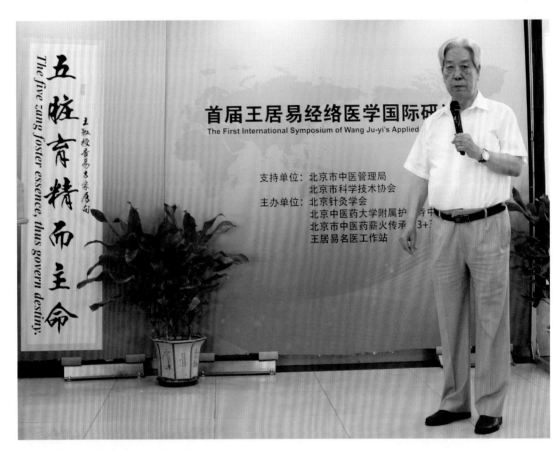

◎ 首届王居易经络医学国际研讨会

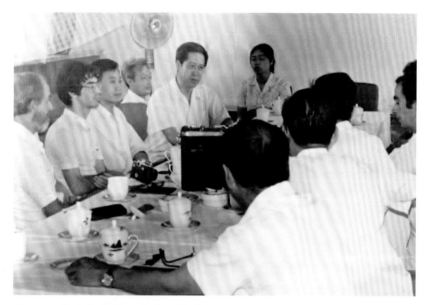

◎ 1982 年北京市第一届国际培训班

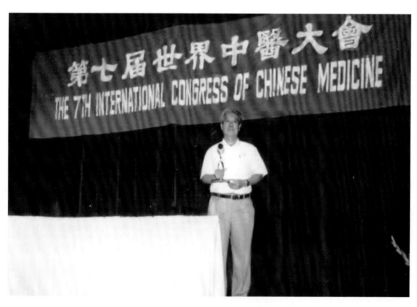

◎ 1999 年美国旧金山第七届世界中医大会获奖

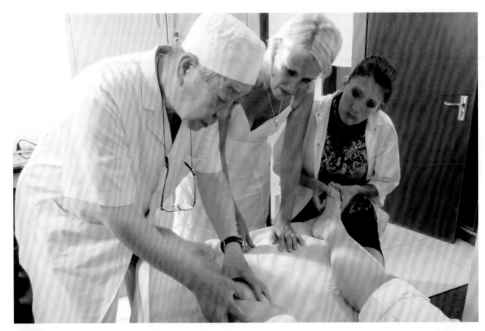

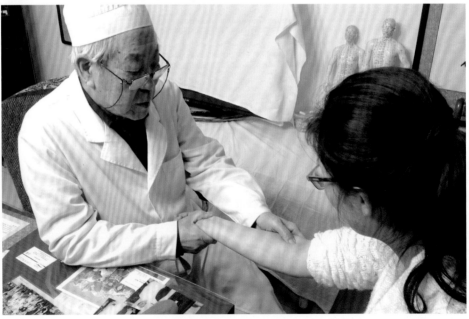

◎ 经络诊察（北京）

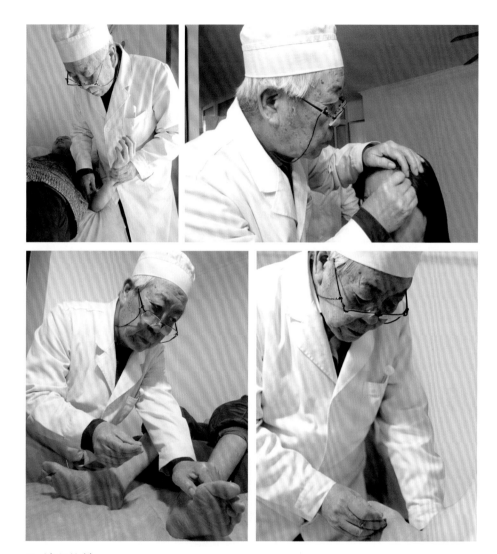

◎ 摸穴针刺

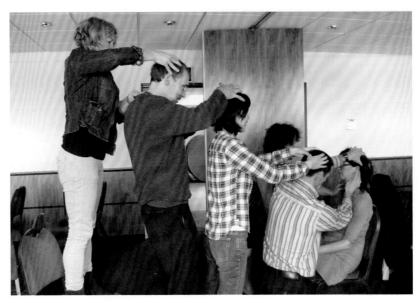

◎ 学生们互相摸后顶穴

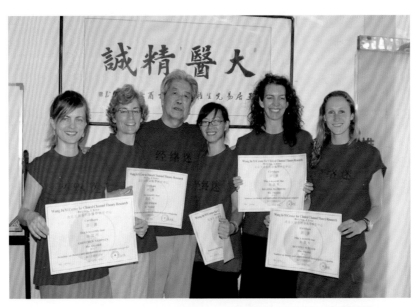

◎ 2006 年王居易和经络迷美国团

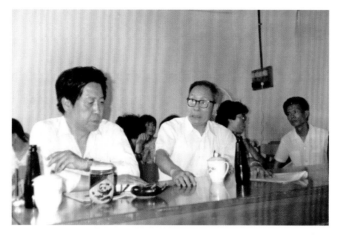

◎ 1990年王居易与杨甲三教授

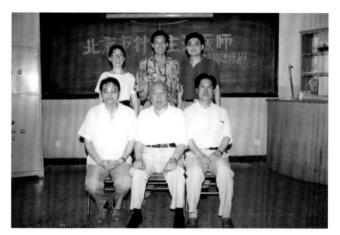

◎ 1992年王居易与贺普仁教授

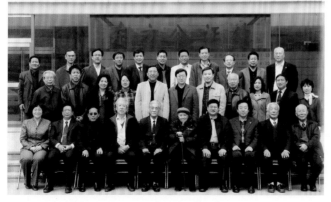

◎ 《中国针灸》杂志第二届编辑委员会
（前排左六为国医大师程莘农院士）

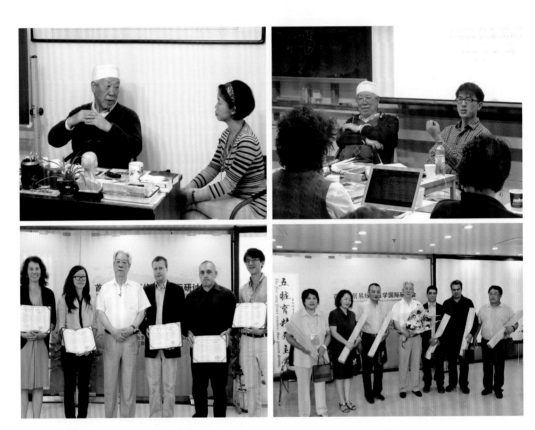

◎ 王居易与弟子及学术继承人

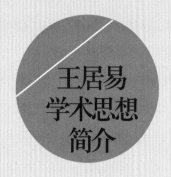

王居易
学术思想
简介

　　王居易教授,著名经络医学专家,北京市中医管理局薪火传承"3+3"工程名医传承工作站专家,从事中医针灸临床、研究、教学工作50余年,为经络医学理论的发展做出突出贡献,在国内外针灸界具有较高学术影响力。

　　王居易教授为北京中医学院(现北京中医药大学)首届毕业生。六年的系统学习,铸就了其坚实的中医理论功底。大学毕业后,进入北京中医医院针灸科工作。在长期的针灸临床工作中,王教授通过不断的实践与思考,在传统经络理论的基础上,构建了以经络理论为核心的经络医学体系。这个体系的理论主要包括:经络腧穴结构、经络气化、经络诊察、症候结构、辨经选经、选穴应用、手法探源等内容。

　　经络医学的核心内容是经络和腧穴的结构。王教授认为,经络存在于身体各种组织器官的缝隙中,它内含气血等精微物质,包括现代医学证实的体液、血液、淋巴液等,它们可以形成压力、势位,由于压力和势位的不同可以在皮、脉、肉、筋、骨间形成渗透的网状结构。经络的结构决定了其在功能上是控制、调节、平衡气血津液吸收代谢的重要执行者。腧穴依附于经络而存在,因此,腧穴也存在于皮、脉、肉、筋、骨的缝隙中。正是由于缝隙有宽窄、浅深、大小的不同,所以《黄帝内经》(以下简称《内经》)中用井、荥、输、经、合或出、溜、注、行、入来形容腧穴的经络气血运行特点，用溪、沟、池、海等字命名腧穴的名称。

在此基础上，王教授建立了察经—辨经—选经—选穴—针灸操作为一体的针灸治疗学体系。这个体系以经络为核心贯穿始终，其关键是临床思维方法，主要包括：临床症候分析，症候结构，证型转化规律，临床经络诊察，在察经基础上结合症候分析进行辨经的方法，运用经络理论进行选经、选穴的规律等。这一体系不仅发展了《内经》的经络理论，还提高了针灸诊疗水平，提升了针灸学术内涵，并推动了针灸学科的发展。这一体系的辨经论治思想不仅适用于指导针灸治疗，也适用于任何有调整经络作用的治疗方法与手段，有助于明确疾病的病位病性，指导治疗，提高疗效。

对经络进行诊察是针灸选穴施术前必须要进行的步骤，它可以帮助确定病变的异常经脉及病变的性质。《内经》中关于经络诊察的内容零星散落，王教授通过长期的临床观察与总结，发扬光大了这部分内容，形成了规范化的经络诊察方法：规范了望诊的范围、切诊的路线，标准化了切诊不同经脉时患者的体位及医者的手法，以及总结每条经脉及腧穴常见的异常反应。

王教授认为，通过诊察经络（察经）发现的异常变动经络并不一定是与患者当下病症直接相关的经络，因为经络有记忆既往病症的功能，既往的病症即使症状消失，也可能在经络上留有印记；同时，经络有灵敏地反映气血状态的功能，当人体出现气血失衡时，即使症状还没有出现，在经络上也会有异常反应出现。因此，在察经之后，还应结合临床出现的症候，根据经络气化、经络病候等理论，对异常变动的经络进行辨别，分析变动经络的标本传变、虚实缓急（辨经）。之后，再选择治疗经络（选经），并进行腧穴配伍（选穴）。最后，根据症候的性质选择最适宜的针灸方法。

针灸治疗的操作性非常强，而下针前的循摸取穴更是王教授强调的重中之重。王教授认为，虽然每个经穴都有标准定位，但因个体骨骼肌肉发育的差异，以及人体所处生理和病理状态不同，经穴的位置是会产生变动的。因此，在针刺每一个穴位前，一定要先进行仔细循摸才能准确定位到真正穴位上。

2008年，王教授的美国学生Jason D. Robertson将随其学习期间的笔记整理，在美国出版，书名为Applied Channel Theory in Chinese Medicine– Wang Ju–Yi's Lectures on Channel Therapeutics，中文名称为《王居易经络医学讲演录》。该书受到英文国家针灸学习者的欢迎，出版当年获得德国中医科学学会2008年度最佳中医图书奖，并于2012年出版德语译本、法语译本、意大利译本。

随着《王居易经络医学讲演录》一书在海外广泛传播，王教授的学术思想在国际针灸界引起越来越大的反响，不仅提升了王教授在国际针灸学术界的影响力，更为当代中国针灸起到了正名作用。目前在欧美国家针灸被分类为中国针灸、日本针灸、韩国手针、法国能量针灸及医学针灸等不同类别。中国针灸被冠以使用粗毫针、刺入深、刺激强、很少用艾灸等特点，而经络诊察、揣穴定位等中国传统针灸治疗的方法则被当成日本针灸的特色。王教授所创建的经络医学理论和实践体系向世界证明了中国当代针灸仍在传承针灸经典理论，保持着传统针灸的特色。《内经》中的针灸理论仍是当代中国针灸奉行之圭臬，指导着当代中国针灸的诊断治疗体系。同时，当代的中国针灸在临床实践中不断创新与发展，其学术水平仍在世界前列。

王居易教授50余年来潜心研究经典理论，不盲从权威，不追求"秘方""绝招"，在临床中边实践边思考，创立了以经络理论为核心的辨证论治方法和经络医学体系，其学术成就令人瞩目，而其潜心学问、独立思考的治学态度更令人景仰！

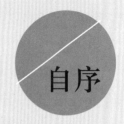

# 自序

　　经络是针灸学的理论核心，也是中医学的重要理论基础。由于历史原因，经络医学被边缘化、淡化，医生似乎掌握了一些腧穴的部位、主治、操作就可以从事针灸治疗工作了！如果再获得一些"秘传""特效穴""绝招"，再积累一些临床经验就会成为"高明"的针灸家了！这种针灸理论长时间的缺失状态导致了针灸学的理论滞后，极大地影响了针灸学术的发展。

　　百多年来，中医界许多学者移植了一些现代西方医学和现代科学的理论来代替经络医学理论，用以解释针灸治疗疾病的作用机理。在我几十年来的临床工作中，也曾做过各种研究比较，如在经络实质研究领域得到学术界广泛关注的经络电阻、电位、金凤汉小体等研究课题以及经络是淋巴、血管、神经以及一些特殊组织结构（如肥大细胞）的复合体等学术观点，在腧穴结构研究领域有关经络线、生物全息、闸门学说，以及在临床中不断发现的所谓奇穴、新穴等报道，我都认真进行过研究比较和理论思索，不断在找寻针灸理论的本质。最后还是从经典经络理论中解读到了针灸理论的内核、真谛！这就犹如一个迷途的孩子在寻找亲人，虽然找到了一些干爹干妈或者洋爹洋妈，似乎获得了一些父爱母爱，但终因缺少血缘的连结，缺失母乳的哺育过程，因此存在着巨大的、历史的、文化的差别，没有来自基因的纯真亲情的维系而快乐地分手了！

　　砭石及外治方法是在临床实践中创立的治疗技术，古代先贤在长期大量临床经验积累的同时，借助于当时的文化哲学思想成果，升华为经络理论。随后又经过临床实践的不断补充、修正，最后才创建了经络医学理论，从而对中医学、针灸学的发展产生了重大的推动力！追根溯源，我们发现针灸学并非是在实验室和解剖学中获得的，而是产生于我们祖先编撰的《黄帝内经》等经典中记载的经络医学理论中所蕴含的学术思想。笔者对经络理论的这一认识过程大约经过了30年的时光，代价巨大！相信这些亲身经历，很多针灸同道一定也体验过！我们并不排斥现代医学技术所取得的成就，但是寻找针灸学的理论根基，必须认祖归宗，从传统经典理论中解读经络的本质。

古今文献中的针灸临床医案并不少见，但内容太简要，只记录了什么症、什么病用哪些穴和穴组，对症候、病证的性质、结构，以及选穴依据等问题大多未做详细深入的讨论，这就使后世针灸医者很难掌握运用，只留下了大量"经验穴""特效穴"等，并竞相仿照传抄，严重影响了针灸学的发展。

本书的出版是希望能让年轻的针灸同行认识到针灸学是以经络医学为基础的，既有丰富的临床经验又有严谨的理论内涵的学术体系，只要我们认真学习并深入掌握经典经络理论，以之指导临床实践，一定会取得更快更好的治疗效果，同时也将拓展针灸的治疗病种。

王居易

2014 年 2 月北京

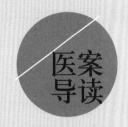

医案
导读

本书医案均来自王居易教授2006～2013年的针灸临床案例，为了让读者更好地理解医案所提供的重要信息，特做如下说明，以作导读。

## 一、王居易教授临床诊疗思维过程的重要环节

1. 捕捉主症：主症为患者就诊最为痛苦的症状，本书中以主诉为表现形式。

2. 症候收集：通过问诊搜集与主症相关联的一系列症候，这些症候与主症及舌象、脉象便构成主症的症候结构。这种思维模式是诊病的关键环节，与下一步准确地辨经、选经密切相关。此外，在症候收集环节还应尽可能完整地收集患者其他的症候表现，以及相关的治疗经过和变化。

需要注意的是，本书中"症候"及"症候结构"有别于中医"证"的概念，是将临床收集到的能够被患者或医者感觉和察觉到的各种"症状"进行分析、整合，确定其内在联系和各种影响因素，成为具有相对稳定的"症候结构"。此项内容将在王居易教授的另一本专著《王居易经络医学概论》（暂定名）中深入讨论。

3. 经络诊察：这是王居易教授在《黄帝内经》相关理论指导下，经过长期临床探索而总结出的物理诊断方法，即通过审、切、循、扪、按等方法收集经络的客观反应，较为准确地掌握经络的功能状态。常

见的经络异常反应有结节、结络、结块、脆络、滞涩、凹陷、隆起、水泡、气泡等多种。

4. 辨经：是辨别病变经脉的过程，即将主症症候结构与异常经脉进行对接，同时也应尽可能将与主症症候相关的病经以外的异常经脉与其他症候一一对接，更为准确地辨别病症所累及的病变经脉。

5. 选经：是根据辨经的结果选择治疗经脉的方法。临床常用选择本经、同名经、表里经、相生相克经、奇经八脉等五种选经方法。

6. 选穴：是根据所选经脉结合病症的症候结构进行腧穴配伍。王居易教授临床遵循"少而精"的配穴原则，以特定穴为主进行配伍。临床取穴精少，但须循摸准确方可进针，同时对针灸得气要求甚高，必要每针皆有感传。

7. 疗效判定：王居易教授将病例的临床疗效分为临床痊愈、显效、有效、无效四个级别。所有病例均通过定期电话或其他形式进行追踪随访。

## 二、对本书腧穴刺激方法标注的说明

1. 点：针刺得气后即出针，不留针。

2. 刺络放血：三棱针在腧穴络脉浮现处点刺出血。

3. 刺络拔罐：三棱针在腧穴络脉浮现处点刺后，在点刺部位拔罐出血。

4. 灸：艾灸腧穴 10 ~ 15 分钟。

5. 加灸：针刺腧穴得气后留针并艾灸腧穴 10 ~ 15 分钟。

6. TDP：使用 TDP 治疗仪在腧穴部位照射 20 分钟。TDP 是"特定电磁波谱（Teding Dianci Pu）"的缩写。

7. 书中未做刺激法标注的均为针刺腧穴得气并留针 20 分钟。

## 三、对本书选穴标注的说明

凡是未标记单侧或某侧的腧穴均为取双侧（任脉、督脉腧穴除外）。

## 四、对本书医案后有关栏目的说明

1. 医案解读：内容大多是王居易教授在带教中对侍诊弟子们做的即时分析和讲解，也有整理者对这些讲解的体会和感悟，还有对讲解中所涉及的经典、文献进行的核对和阐发，从而更加丰富了"解读"的理论内涵。

2. 按语：在具有典型意义的临床医案之后，由王居易教授补充了对该病的诊疗感悟和意见，或简或繁，意在给读者一些掩卷思考的线索。

3. 诊后絮语：在每类有共性特点的疾病医案(除小儿病医案)之后，由王居易教授及临床弟子对在治疗该类疾病过程中所涉及的学术观点及特殊诊疗方法进行简要撰述，其中有对穴位的特殊循摸方法的总结，有对主症症候结构的分析要点，还有一些在诊疗过程中发生的趣闻轶事，记述翔实生动，发人深思。

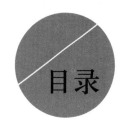

# 目录

肆

伍

陆

拾

拾壹

拾贰

拾叁

拾肆

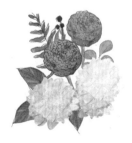

# 外感咳嗽

## 案1：卜某，男，30岁

**初诊：** 2012年5月5日。

**主诉：** 咳喘，有黄绿痰6天。

**症候：** 咳喘，累及右侧背痛，咳黄绿痰，痰易出。口干，苔淡黄，舌尖部剥失，少津。脉沉滑。

4月30日外感诱发咳喘，有黄绿痰。咳喘多年，幼年患支气管炎，继发哮喘，多在外感后诱发。

**经络诊察：** 手太阴经异常。

**辨经：** 病在手太阴经。

**选经：** 太阴经、足少阴经。

**选穴：** 肺俞（水罐）、尺泽、阴陵泉、复溜。

施术后自述背痛缓解，口中已润。

**疗效：** 仅治疗1次，已获显效。

【医案解读】

经络诊察发现手太阴经异常。患者口干，右侧背痛，肺俞穴用水罐可滋阴润肺，方法是在罐里倒入温水（占罐容量1/4以下）再拔罐。拔水罐约2分钟时，患者即感觉口干减轻。咳嗽有黄痰，说明有热象，尺泽能清肺宣肺，配阴陵泉加强太阴经行津液、化湿的功能。复溜可滋阴。治疗后患者症状减轻。

❧❧ · ❧❧

## 案2：李某，女，34岁

**初诊：** 2012年3月31日。

**主诉：** 咽痛痰多1天。

**症候：** 昨日受风寒，今晨咽喉干燥疼痛，略肿，流涕痰多易咳出，色白带黄。

吞咽时有一股恶寒感从咽喉到脊柱再扩散到全身。有慢性咽炎病史。

经络诊察：孔最、尺泽压痛、有结块。手太阴经异常。

辨经：病在手太阴经、足太阳经、督脉。

选经：督脉、手太阴经、足少阴经。

选穴：大椎（灸）、尺泽、孔最、照海。

**疗效**：针后当天咽痛减轻，鼻涕已轻。患者回家后第二天自己针刺尺泽、列缺、照海。几天后诸症自消。

【医案解读】

此例为风寒客表，化热伤阴。属于中医"嗽"证，患者兼有阴虚。取尺泽、孔最、照海，以宣肺利咽、滋阴润喉。恶寒说明病仍在表，故灸大椎，以温阳散寒解表。

## 急性咳嗽

**案 3：邢某，男，79 岁**

初诊：2012 年 8 月 2 日。

主诉：咳黄黏痰两周。

症候：咳痰不易出，无发热，恶寒，左胁痛。大便秘结，5 天未通，今日方通。苔黄少津，口干。脉沉，心律不齐。双侧腿肿。胸片检查未见异常。

经络诊察：手太阴经、厥阴经异常。

辨经：病在太阴经、厥阴经。

选经：太阴经、厥阴经、阳明经。

选穴：尺泽、大陵、阴陵泉、足三里。

**疗效**：针刺后当天咳嗽已消失（据电话告之）。

【医案解读】

患者咳嗽两周，无明显诱因，可能由于受风寒导致。察经发现手太阴经、厥阴经异常。太阴经主在里之开，宣发于外，取尺泽宣肺止咳。阴陵泉为足太阴经的合穴，可加强尺泽的作用，本组对穴调理气机，能行津液治疗患者双侧腿肿。取足三里调理肠胃治疗便秘。患者厥阴经异常表现为心律不齐，取大陵。针刺后当日咳嗽已消失。

**案 4：高某，女，62 岁**

**初诊**：2012 年 8 月 7 日。

**主诉**：干咳两个小时。

**经络诊察**：任脉异常。

**辨经**：病在任脉。

**选经**：任脉。

**选穴**：璇玑（揲）。

**疗效**：揲完立刻止咳。

【医案解读】

患者来诊治疗其他疾病之前出现干咳。自述咳嗽从胸骨部发作。察任脉时发现璇玑有异常反应，因此于此处使用揲法直到出痧，立刻止咳。璇玑有理气宽胸的作用，具有止咳功效。

## 慢性咳嗽

**案 5：某女，57 岁**

**初诊**：2012 年 2 月 07 日。

**主诉**：咳嗽日久，咽痛，黄痰，加重两个月。

**症候**：咳症已减，胸膈痞。苔白略腻，脉沉弦。

**经络诊察**：手太阴经异常。

**辨经**：病在太阴经。

**选经**：太阴经、少阴经、任脉。

**选穴**：尺泽、列缺、照海、璇玑。

**二诊**：咳减，咳时胁痛。选支沟、阳陵泉、璇玑。

疗效：治疗两次，属好转。

**【医案解读】**

患者咳嗽日久，咽痛，黄痰，加重两个月伴有胸膈痞，苔白略腻，脉沉弦。察经发现手太阴经异常，取尺泽、列缺。尺泽清热宣肺，列缺宣肺通络，本组对穴常用于治疗与手太阴肺经有关的风热咳嗽，伴有胸满、黄痰等。照海通阴跷，可调节协同内脏的蠕动，因阴跷亦循行于咽喉，可止咽痛。列缺配照海有滋阴利咽的功能，尺泽配照海可调节由风热或风寒感冒引起的声带活动不利导致的声音嘶哑。璇玑可宽胸理气，可治胸膈痞。二诊患者症状已减轻，由于咳时胁痛，属少阳经病变，故取支沟、阳陵泉疏泄少阳经。

---

### 案6：刘某，女，71岁

**初诊：** 2009年10月20日。

**主诉：** 咳嗽1年多。

**症候：** 咳白沫痰，曾带血，不喘，午后加重，遇冷加剧，咳时不漏尿，胸满，平卧时加重。恶热。呼吸道过敏。口干少津多饮，苔白少津，脉滑。有高血压、颈动脉硬化、支气管扩张病史。

**经络诊察：** 少阴经、手太阴经、督脉异常。

**辨经：** 病在少阴经、太阴经。

**选经：** 少阴经、太阴经、阳明经、督脉。

**选穴：** 通里、照海、尺泽、丰隆、左通天（留针8小时）、至阳（点）、身柱（点）。

**二诊：** 针后咳减，胸满亦减。取通里、照海、尺泽、丰隆。点至阳、身柱。捏割身柱两侧。

**三诊：** 仍咳，痰已易出，腹部胀满，口干。属脾虚致咳。点陶道、肺俞。针太白、丰隆、阴陵泉、章门。

**四诊：** 咳已明显减轻，白黏痰易出，腹部胀亦减，仍口干，苔薄少津，尿不黄。取太渊、太白、丰隆、阴陵泉、章门、内关、左通天。

**五诊：**咳已消大半，咳白黏痰，大便偏稀，每日2~3次，口干。取太白、丰隆、太渊、阴陵泉、曲泽、中脘、左通天。

**六诊：**痰已易出，白稀痰，仍口干。灸脾俞5分钟，太白10分钟。针太白、章门、丰隆、中脘。

**疗效：**共6诊，属显效。

【医案解读】

　　患者少阴经与太阴经气机不畅，与之相联系的心与肺位于上焦，气机壅塞而致胸满、咳嗽。通里、照海可通心络、脑络，治疗胸满及颈动脉硬化。尺泽调肺气，可宣肺。患者症状下午及遇冷时加重，取至阳穴引阳至胸部，可宽胸治胸满。照海交通阴跷，协调内脏的蠕动，亦可治疗呼吸系统的病，如咳嗽、胸满。身柱常用于治疗久咳不愈，有升阳温肺的功能。左通天是笔者在临床发现的特殊穴位，止咳功能较强。取丰隆为健脾化痰。二诊症减，加捏割身柱两旁。前两次治疗后胸满减轻，痰易出。

　　至三诊患者仍咳嗽，腹部胀满，改变思路诊断为脾虚咳嗽。太阴经行津液，手太阴肺主气，主宣发肃降；脾主运化水谷。脾通过肺的宣发将营养物送至全身。若脾虚则易生痰，脾为生痰之源，而痰易留于肺，肺为贮痰之器，可导致咳嗽。此外，由于肺脾两虚，脾气不升，而肺失肃降，从而导致咳嗽。点陶道为升阳，肺俞可宣肺行阳散寒。因属虚象，取太白补脾益肺，阴陵泉调脾气的升降。章门为脾的募穴，针刺可加强脾的代谢物的排出。加足阳明经的络穴丰隆健脾化痰。三诊针刺后咳嗽症状明显好转。四诊配穴去陶道、肺俞，加太渊、内关、左通天。太渊、太白补脾益肺。太渊能使肺的通气量增大。按此穴组，以太阴经的穴位为主，如太渊、太白、章门、阴陵泉，再针刺两次显效，六诊继以增强脾运化水湿的功效，加以巩固。

---

## 案7：丹某，女，30岁

**初诊：**2011年4月16日。

**主诉：**咳嗽1年余。

症候：咳嗽有白痰涎，已1年多。食欲差，睡眠可，苔白有斑点，脉沉细。有吸烟史15年（现已戒烟2年）。回国时无症状，到北京就有，医院诊为气管炎。

经络诊察：右孔最有深部结络（慢性气管病变），中府下有结络（肺病，也可能跟吸烟史有关），督脉4、5脊椎有结络（气管）。手太阴经、手厥阴经、足阳明经异常。

辨经：病在太阴经，属肺脾两虚，卫气不足。

选经：太阴经、足阳明经、督脉、任脉。

选穴：中府（揲）、神道（灸）、孔最（右）、中脘、丰隆。

二诊：患者述说针后症状已明显缓解，但翌日有疲劳感。舌红苔薄，脉滑。点刺身柱，针列缺、公孙、太渊、足三里、中脘，揲中府。

疗效：共两诊，1年多的咳嗽经过两次治疗痊愈。7月12日因饮食不调引起便秘求诊时告之：咳嗽已愈，属临床痊愈。

【医案解读】

一诊取肺募穴、郄穴，督脉之神道穴，以解表宣肺止咳，加中脘、丰隆以健脾化湿祛痰。任何经络、脏腑有病时，尤其是久病，多在相关募穴、俞穴或相关的督脉腧穴有异常反应，可采用适当的推拿手法来协助治疗，如揲法、割皮法等。这类手法出自《史记·扁鹊仓公传》，传说来自于上古医家俞跗，代表古代的调整经络的手法。应用这类手法配合针灸治疗常可取得不可思议的临床疗效，并且取效迅速。

《素问·咳论》曰："久咳不已，则三焦受之，三焦咳状，咳而腹满，不欲食饮。此皆聚于胃，关于肺，使人多涕唾而面浮肿气逆也。"患者咳嗽兼有白痰涎、食欲差，属于脾胃的症状，而手足太阴经和足阳明经都有异常反应。二诊取公孙（足太阴脾经络穴）配列缺（手太阴肺经络穴）治疗与足太阴相表里的足阳明胃经，表里经同治。由于患者有疲劳感，加太渊、足三里补气。

**案8：格某，女，53岁**

初诊：2011年6月16日。

主诉：咳嗽 15 个月。

症候：咳嗽胸憋，咳甚欲呕，吞酸。饮食、二便正常。入睡困难。苔白、苔少，舌红少津，脉滑。

初由感冒继发气管炎，无哮喘；白痰（不多），继则无痰，有鼻塞感。今年 3 月加重。屡经住院治疗未愈。X 线片显示：阻塞性气管炎。

经络诊察：孔最段有条索（外感咳嗽，气管病变），尺泽下发硬（肺、气管、咽喉）；经渠有结络（外感咳嗽），郄门上异常（纵隔），三阴交、阴陵泉松软（脾的运化功能差），丘墟（泛酸）异常。太阴经、手厥阴经、足少阳经异常。

辨经：病在太阴经。

选经：太阴经、足太阳经。

选穴：尺泽、阴陵泉、孔最、左通天（治久咳不愈的特殊穴）。

二诊：唇干易裂，舌红、苔白厚，脉弦，湿热未净，阴津又伤。去阴陵泉、孔最、左通天，加列缺、照海以滋阴润燥，加商丘以除脾经湿热。

三诊：咳痰已少。揲左脾俞，针经渠、尺泽、商丘、复溜，化湿止咳。

四诊：胸憋已不明显，治法同前。

五诊：症已减半，苔净而干，睡眠好。取尺泽、列缺、复溜，加承浆（治疗唇干的局部腧穴）。

六诊：症继减，唇干亦轻。取孔最、列缺、复溜、承浆、璇玑。

七诊：胸闷、唇干已消失，咳嗽已减半，久病鼻塞，过敏性鼻炎。取尺泽、列缺、复溜，点大椎、风池。

八诊、九诊：早晨咳嗽，咽部发紧，无痰。揲风门，针璇玑、尺泽、列缺、照海。

十诊：咳嗽渐愈，咳嗽的声音听起来像从胸部出来（原来是在咽喉部），诊察督脉时发现胸 6 椎棘突上和胸 6 椎的夹脊穴有异常反应。治疗点刺灵台（胸 6 椎棘突上的结节；针往上斜刺）、胸 6 椎的夹脊穴。尺泽、列缺、玉堂。

十一诊：偶有咳嗽，左尺泽下两三寸仍有结节、条索。取尺泽、孔最透（尺泽下）、丰隆。

十二诊：咽至膈部仅有发紧感，病已向愈。拟宣发太阴。点大椎、陶道，揲肺俞、膏肓、中府、云门，针经渠、曲池、丰隆。但患者因需要回俄罗斯不能继续治疗。

疗效：共 12 诊；属显效。

【医案解读】

　　本例咳嗽患者病久体虚，属湿重体质，又因感受风寒而致病。先期予理气化湿，以太阴经为主，调理太阴气机来化湿降逆。继则因母病及子改用脾肾双调，滋阴润燥，获效后加温督益阳，遂获显效。本病例病情虽然复杂，但临证时依据经络的变动情况，依法增减相关经络和腧穴，亦获满意疗效。

- - - - - - - - - - - - - - - - ❧ · ❧ - - - - - - - - - - - - - - - - -

### 案9：高某，女，20岁

**初诊：** 2012年4月10日。

**主诉：** 慢性气管炎多年，急性发作，咳嗽有痰1周。

**症候：** 咳黄痰，发作前感冒，素有慢性气管炎。

**经络诊察：** 左尺泽压痛（肺经有实；急性支气管炎）；右三阴交涩感。太阴经异常。

**辨经：** 病在太阴经。

**选经：** 督脉、手太阴经。

**选穴：** 大椎、尺泽、列缺。

**二诊：** 外感已愈，已不咳，有黄痰，口干。取尺泽、复溜。

**三诊：** 咽至鼻腔上部仍有"痰"咳出。取列缺、照海。

**四诊：** 已不咳嗽，咽喉里仍少量痰液，色黄。经络诊察发现尺泽下1寸结块压痛（咽喉）。取尺泽、孔最。

**五诊：** 痰未尽净，再取尺泽治之。

**疗效：** 共5诊；属临床痊愈。

【医案解读】

　　患者有慢性气管炎，感冒时易诱发。初诊仍有表证，点大椎宣发卫阳解表，再针手太阴经之合穴、络穴。合穴为经气联系于本脏之处，而《难经·六十八难》说合穴能治逆气，即本经本脏的气机异常，故尺泽适于肺气肃降障碍导致的咳嗽。而且，尺泽为肺经子穴，根据"实则泻其子"

的原则，尺泽能治外邪客肺引起的症候，以及其他肺有实（邪）所造成的病变。肺主皮毛、主表，肺经络穴通呼吸道，而络脉走行为横向，通本经经脉达不到的地方，故列缺穴善于止咳解表，常用于外感咳嗽。

二诊时，外感已解，去大椎、列缺。仍有黄痰，故取尺泽继续泻实；口干，加复溜以滋补肾水解渴。复溜为肾经母穴，滋阴的作用比列缺广泛；复溜配尺泽能育阴调肺，常用于肺肾阴虚型的慢性呼吸系统疾病。三诊采用的列缺、照海针对急性上呼吸道炎（尤其咽喉部），治疗重点与列缺、复溜不同。

四诊经络诊察发现尺泽与孔最之间有结块，故取尺泽、孔最。手太阴肺经别通于咽喉，而尺泽、孔最之间恰为手太阴经别起点。到五诊时，诸症已基本消失，单取尺泽。本例治疗思路清晰，效果显著。

## 案 10：侯某，男，58 岁

初诊：2012 年 10 月 9 日。

主诉：慢性咳嗽急性发作 1 周余。

症候：慢性支气管炎多年，1 周前因感冒引发，咳吐黄痰，痰黏难咳。眠差，烦躁，余可。有慢性支气管炎史，有长期吸烟史。

经络诊察：手太阴经、手厥阴经、少阴经、太阳经、足阳明经。

辨经：病在太阴经、厥阴经。

选经：手太阴经、督脉、手厥阴经、足少阴经（阴跷脉）。

选穴：大椎（点）、列缺、尺泽、照海、大陵。

中药处方：麻黄 6g　半夏 10g　细辛 2g　桂枝 6g
　　　　　　干姜 3g　五味子 6g　黄芩 6g　甘草 6g
　　　　　　远志 10g　竹茹 6g　陈皮 6g　（7 剂）

二诊：咳嗽黄痰而黏（尚未服药）。手厥阴经异常。取列缺、照海、曲泽、大陵、行间。

三诊、四诊：咳已不明显。方同前。

五诊：近日咳嗽咽痒，少量白痰。苔白脉滑。取陶道、身柱、阴陵泉、照海、孔最、左通天。

中药处方：麻黄 6g　　半夏 10g　　细辛 2g　　桂枝 6g

　　　　　　干姜 3g　　五味子 6g　　白芍 10g　　甘草 6g

　　　　　　川贝母 6g　　陈皮 10g　　枇杷叶 6g　　黄芩 6g　　（7 剂）

**疗效：** 经过两次中药和五次针灸治疗，咳嗽已不明显。3 周后又复发作，再用针灸和中药治疗，咳嗽消失。

## 【医案解读】

患者有慢性支气管炎多年，年年发作。国庆节后因感冒而发。患者当时以失眠来求治。由于近日感冒，先解表止咳，急则治其标。根据经络诊察的结果，取手太阴经、厥阴经、阴跷脉、督脉。手太阴经，主呼吸，宣发肃降。患者易受寒，"使气上而不下，逆而不收，冲击膈咽……是令咳也"（《伤寒明理论》）。取手太阴经的络穴列缺宣肺利水通络；患者有黄痰，取合穴尺泽清肺热、化痰，加大椎，升阳固表。

照海配大陵治疗失眠、烦躁，但也可治其咳嗽。照海通阴跷脉，可治各种咽喉病，包括咳嗽、咽喉肿痛。大陵是手厥阴心包经的原穴，可清郁热治疗失眠，包括胸满等症状。患者咳嗽吐黄痰与其心包经有郁热有关系。手厥阴心包经循行于胸膈处，胸膈有郁热，上逆犯肺，导致咳嗽及咳黄痰。配合大陵、照海不仅安神，也可清热利咽，止咳。

二诊，咳嗽未减，咯黄黏痰。重新察经络，发现厥阴经异常，说明外邪从表入里。手太阴肺经主开，在三阴经属表，厥阴经主阖，属里，外邪从表入里，导致厥阴经有郁热。去尺泽、大椎，加曲泽、行间。列缺、照海宣肺止咳。大陵、行间清厥阴经之郁热。曲泽为手厥阴经的合穴，可调理手厥阴经的气机，能清厥阴之热。同时配合小青龙汤加减，二诊以后咳嗽已不明显。

3 周以后咳嗽又复发，有少量白痰。苔白脉滑。察督脉时发现陶道、身柱异常，即取此两穴。身柱能治慢性咳嗽，陶道有固表升阳的作用。配左通天、阴陵泉、孔最。左通天是通过经络诊察发现的止咳效穴。孔最为手太阴经郄穴，能清热、润肺可治支气管炎。阴陵泉为足太阴经的合穴，可化痰，照海亦可止咳。开小青龙汤加清热化痰之药七剂，咳嗽症状消失。

**案 11：曲某，女，56 岁**

**初诊：**2012 年 4 月 6 日。

**主诉：**干咳伴胸膈闷痛 2 个月。

**症候：**胸膈内灼热感、乏力、嗜卧。余可。苔白，舌淡，脉沉弦。

病起于提物过重牵引胸部致剧烈背痛，咳嗽，不能活动。后经拍打治疗（医者的手重拍背部）导致胸膈闭塞不能呼吸。3 天后拍片显示：右肺门外上方见有"团块状密度增生物。密度不均边缘不清。"3 月 30 日 CT 指示：1. 右肺上叶占位病变，肺肿瘤可能性大。2. 右肺下叶陈旧性病变。3. 纵隔淋巴结肿大。

**经络诊察：**手太阴经、任脉、手太阳经、足少阴经异常。

**辨经：**病在太阴经。

**选经：**手太阴经、任脉、足少阴经。

**选穴：**中府（揲）、孔最、膻中、复溜。

**三诊：**昨日做气管镜检查。现症：气短、呼吸困难、胸憋胸痛。针孔最、尺泽、太渊、太白。

**四诊、五诊：**气管镜检查报告：1. 未见肿瘤病变；2. 右支气管炎性病变。遇冷咳嗽。苔白舌淡。手太阴经异常。针尺泽、列缺、照海，揲中府。

**六诊：**右胸部胀痛，吸气时刺痛已 3 天。伴咳嗽（无痰）。胸闷痛已 1 周。自述遇寒加重。夜不能平卧。手太阴经、少阴经异常。揲中府，针肩贞（右）、曲垣（右）、太冲（右）、尺泽（右）、阴陵泉（右）、支沟、阳陵泉。

**七诊：**遇寒则咳无痰。胸胁痛。胸闷。苔白，舌胖，脉沉。点膈俞，针孔最、列缺、支沟（右）、阳陵泉（右）。

**八诊：**服抗生素点滴 4 天。咳已缓解。胸憋亦消失。手太阴经、阳明经异常。针尺泽、手三里、阴陵泉、足三里。

中药处方：柴胡 10g　　白芍 15g　　党参 10g　　半夏 6g
　　　　　　郁金 6g　　　香附 6g　　　陈皮 6g　　　当归 10g
　　　　　　炙甘草 6g　　熟地 15g　　（7 剂）

九诊至十三诊：肺部阴影仍在，较前缩小。咳嗽已逐渐缓解。

现症：胸（膻中处）痛。手太阴经、足太阳经、督脉异常。身柱、膏肓悬灸各15分钟，针孔最、列缺。

中药处方：厚朴6g　杏仁10g　川贝6g　赤芍10g

薤白10g　瓜蒌20g　桂枝6g　白芥子10g　　　（7剂）

十四诊：症渐缓解。前日血压升高到140/100mmHg。头昏，脉沉弦。太阳经、少阴经异常。针天柱、复溜，灸膏肓。

十五诊、十六诊：症状平稳，微咳、苔白、脉滑。点身柱，针太渊、太白、璇玑、列缺、左通天。中药同前7剂，隔日1剂。

十七诊至二十一诊：胸膈阵发性闷热。偶咳无痰。点大杼、肺俞、膈俞，撩中府，针太渊、太白、复溜。中药同前7剂，隔日1剂。

疗效：治疗两个疗程后症状基本缓解，但患者肺部肿块和纵隔淋巴结肿大仍存在。治疗3次以后胸痛不能平卧减轻，后来用针灸配合中药治疗胸闷、干咳等10次，症状平稳，再巩固5次，症状基本缓解。观察至2013年3月30日来诊症状稳定，诸症均不明显。

**【医案解读】**

患者病起于搬抬重物致胸部和背部剧烈痛。后来去当地医院进行特殊拍打疗法，因手法过重，拍打背部引起胸膈闭塞不能呼吸。在针灸过程中经医院反复检查，多次确认是晚期肺癌（但有一次检查诊为支气管炎？），患者选择保守治疗，拒绝化疗、放疗。

最初患者的主诉是胸膈内有灼热感伴有乏力、嗜卧。经络诊察发现手太阴经、任脉、手太阳经和足少阴经异常。选任脉、手太阴经和足少阴经。手太阴肺经跟其病有直接联系，任脉循行于肺和纵隔，因此也跟其病有直接联系。根据《灵枢·经脉》指出："肾足少阴之脉……从肾上贯肝、膈，入肺中，循喉咙……从肺出，络心，注胸中。"足少阴肾经循行于肺、胸和膈等部位，治疗目的是先止痛，清胸膈灼热感。先撩肺的募穴中府调节肺脏的功能，孔最是手太阴经的郄穴，能止痛，膻中可理气宽胸治疗胸膈部灼热感。复溜为足少阴肾经的经穴、母穴，滋肾阴。治疗1次，胸膈灼热已减轻。

第三诊开始治疗呼吸困难、气短、胸憋、胸痛等症。取太阴经的原穴太渊、太白，温补肺脾；孔最止痛，尺泽调理本经的气机。第四、五诊以治疗患者的干咳为主，其他症状已减轻。以列缺、照海为主穴加减。

第六、七诊基本思路相同，但由于患者右胸部胀痛属于足少阳经循行部位，加右支沟、阳陵泉疏通少阳经。

八诊患者同时在医院输抗生素缓解症状。同时给予中药四逆散加减，加健脾化痰（太阴经）、疏肝（厥阴经、少阳经）之药。

九诊开始，患者的干咳已明显减轻，但主要的症状是胸痛（膻中穴处），因此在三个方面调整了思路。

首先悬灸身柱和膏肓各15分钟。身柱属督脉的腧穴，主治慢性咳嗽，具有升阳固表的功能；膏肓属太阳经的腧穴，太阳经承接化解寒邪。膏肓针灸文献记载常用来治疗慢性咳嗽，"久嗽，最宜灸膏肓穴"（《针灸资生经》）。取膏肓时须先仔细从大椎往下循摸棘突，至第4胸椎棘突下，为了确认位置，先找第7胸椎棘突（找两肩胛骨下角连线的交点处），往上循推至第4胸椎棘突下。然后从第4胸椎下往外循摸至肩胛骨的内侧缘，大致在距后正中线3寸左右的位置，主要找在分肉之间的缝隙，其缝隙较酸痛处就是膏肓。（其他背部腧穴也要这样循摸）

其次继续取手太阴经的腧穴为主。先取孔最、列缺止胸痛和宣肺止咳。后改取太渊、太白，以太阴经的原穴温补肺脾。若有胸痛偶摸中府或针孔最，若胸痛位于任脉处，则摸取局部穴位（如璇玑），偶加复溜滋阴降虚火。

第三，以瓜蒌薤白白酒汤加减，该方主"胸痹之病，喘息咳唾，胸背痛，短气，寸口脉沉而迟，关上小紧数"（《金匮要略》），去白酒，加厚朴、杏仁、川贝、赤芍、桂枝、白芥子等药，后来的药方加半枝莲、白花蛇舌草、金荞麦。药方有通阳散结，行气祛痰，止咳，温肺，活血，清热解毒等功能。

最后1个疗程，经过针、灸、中药的治疗，症状皆减轻，能维持平稳的状态。肿块未消失，但明显缩小，由疾病引发的痛苦症状均减轻，其生活质量恢复正常。

# 喘息、咳嗽

**案 12**：王某，男，69 岁

**初诊**：2012 年 2 月 8 日。

**主诉**：阵发性喘息、气促半年余。

**症候**：去年 7 月开始出现活动后喘息气促，咯痰不爽。每于受寒感冒时喘促加重，易汗，纳眠可，二便调。

**经络诊察**：手太阴经、少阴经、手太阳经、足少阳经、足太阳经异常。

**辨经**：病在太阴经、少阴经。

**选经**：手太阴经、少阴经。

**选穴**：阴郄、尺泽、太溪。

**中药处方**：炙麻黄 3g　炒杏仁 6g　生石膏 12g　炙甘草 6g

白果 10g　黄芩 6g　（5 剂）

**二诊**：针药后症缓，喘息症减轻，已能平卧，仍有咳嗽，咳痰，痰少，痰较前易咯出。上周二夜间突发头晕，恶心，呕吐，至某医院急诊诊断为脑供血不足，静点天府素尿、前列地尔等药 8 天后症状消失。现早醒，每日可睡眠 6 小时左右，伴有头晕，痰少不易咯出，舌暗红、苔白，脉滑数。取阴郄、尺泽、复溜、后顶。上方 7 剂。

**三诊**：针后喘息明显减轻，有咳痰，不易咯出，时觉气闷，夜间有时气喘。可平卧，休息后症减。自觉头昏，颈项强好转，仍夜寐早醒。多梦，夜间口干较甚。舌胖，边有齿痕，质淡暗，苔白。脉细滑。取后顶、阴郄、尺泽、复溜、足三里、中脘、大陵。

**中药处方**：麻黄 5g　杏仁 10g　生石膏 30g　炙甘草 6g

白果 10g　黄芩 10g　桂枝 6g　（7 剂）

**四诊**：现夜间可平卧，咯痰不爽，白黏痰，夜重。无明显喘息。眠差。脉弦滑。早醒不能再入睡。取尺泽、照海、璇玑、后顶、曲泽、大陵。

**五诊**：仍有痰，不易咯出，痰咸黏成块，灰白色。取璇玑、尺泽、复溜、后顶、风池。

**中药处方**：沙参 10g　生石膏 30g　葛根 15g　杏仁 10g

炙麻黄 5g　麦冬 10g　桂枝 6g　白果 10g

甘草 6g　（7 剂）

**六诊：** 气短胸闷，口不渴，下肢肿胀。针列缺、照海、璇玑、后顶、复溜，摆中府。

**七诊：** 近3日无明显诱因出现右侧颈项疼痛，尿频。针右天柱、尺泽、复溜、后顶、璇玑。

**八诊：** 痰多黏稠。伴胸闷、憋气。舌红，边有齿痕。针后顶、右天柱、右玉枕，摆中府、尺泽，灸膏肓、肺俞各10分钟。

**九诊：** 前诊后咳痰易出，憋气已减，痰中有褐色，右项痛，头后部尤为明显。伴头晕。针后顶、右天柱、玉枕、膝阿是穴，灸膏肓、肺俞各15壮，摆尺泽、中府。

**十诊：** 经治憋气较前明显好转，每晚于八九点钟咳痰1次，方可入睡。现仍咳痰费力，程度较前略减轻。痰呈灰色黏块状。针后顶、风池、尺泽、中脘、丰隆、大陵，灸膏肓、肺俞各15分钟，摆中府、尺泽。

中药处方：枳实 10g　厚朴 6g　薤白 10g　杏仁 10g

　　　　　瓜蒌 20g　桂枝 6g　（7剂）

**十一诊：** 针丰隆、中脘、大陵、尺泽、风池，灸膏肓。

**十二诊：** 现咳痰不利，无明显憋闷。颈项肩背酸痛，双足跟疼。纳可。夜早醒，多于每日4点即醒。舌质暗苔薄。脉弦，尺无力。针璇玑、膻中、天柱、尺泽、足三里，灸膏肓、太溪。

**疗效：** 治疗2次以后喘息明显好转，再治疗1个疗程则咳痰等症状基本缓解。

**【医案解读】**

　　患者喘息半年余，西医诊断为慢阻肺。主要症状是活动后喘息气促，咳嗽，咯痰不爽。每于受寒感冒时喘促加重，易汗。经络诊察发现以太阴经、少阴经异常为主。取尺泽、太溪、阴郄。手太阴肺经主气，宣发肃降，取尺泽为宣肺。患者遇冷时喘息加重，说明有阳虚，取太溪为补益肾阳，补肾阳的同时，亦能加强肾纳气的作用。患者易出汗，为心气虚，取手少阴经的郄穴阴郄以清虚热、和营气，同时予5剂麻杏石甘汤加白果、黄芩，宣肺平喘、化痰清热。

　　二诊时症状好转，太溪改为复溜，并取后顶升阳行气改善脑部供血不足的症状。三诊喘息明显好转，仍有头晕、多梦易醒、胸闷、痰难咯，舌胖有齿痕。喘息减轻之后，主要开始治疗痰难咯出的症状。加足三里、中脘调理脾胃化痰，大陵清郁热治疗胸闷。尺泽调肺、照海清热利咽、曲泽调节本经气机的升降。并予中药麻杏石甘汤加沙参、葛根、麦冬、桂枝、白果。七诊开始揉肺的募穴中府以促进本脏代谢物的排除，后来亦加揉尺泽。后期灸膏肓、肺俞，益肺行阳散寒。中脘、丰隆化痰，后顶、风池治头晕。药方改为瓜蒌薤白白酒汤加减，针药结合，诸症减轻，属显效。

# 诊后絮语

## 咳嗽的辨经与选经

咳嗽虽然是一种常见病，但病因较复杂。中医师都知道，每一个脏腑病变皆可引起咳嗽。《内经》指出："五脏六腑皆令人咳，非独肺也。"

以上医案，患者出现咳嗽，病经基本都包括手太阴肺经，其他还包括足少阴肾经、足太阴脾经、手厥阴心包经、任脉、督脉等。咳嗽和相关经络之间的关系是根据经络诊察与经络辨证来对接的。经络诊察的结果也必须对接其症候结构。例如，是否有痰，若有痰是黄痰还是白痰，辨别寒、热、虚、实，同时还必须确定急性或慢性疾病。

单纯的手太阴肺经咳嗽，若有实象，如有黄痰、咽痛，取合穴尺泽，若有虚象，有久咳不愈、恶寒、气短无力，可取太渊、肺俞或募穴中府。尺泽和太渊也可配其络穴列缺，宣肺通络。若伴有胸痛或咯血，可配郄穴孔最，止痛止血。若伴有咽喉肿痛，可在井穴少商放血清热解毒。

有的时候经络诊察会发现手太阴经无异常，手阳明经反而异常。根据表里经的相关性，此时可以使用手阳明大肠经的腧穴，通过疏散食管周围的气血缓解咳嗽。同理，如果有咽喉肿胀，也可以取手阳明经井穴商阳放血。

咳嗽也可由于足太阴脾经异常引发。若脾气虚，脾气不升，肺气不降，导致咳嗽。太阴经行津液，帮助水液代谢，如太阴经失常，可生痰，脾为生痰之源，肺为贮痰之器，从而导致咳嗽伴有痰。在这种情况下，取手足太阴经的腧穴。

实象可调节本经的气机，取其合穴尺泽、阴陵泉。虚象可取其原穴太渊和太白。也可以考虑灸脾和肺的背俞穴。若本脏的功能失常，可考虑取其募穴中府和章门。中府可用撩法，章门可撩可针刺，均有一定治疗效果。

若有手太阴经和足少阴经并病导致的咳嗽，同时有手足太阴经异常可考虑取以下的配穴。肾阴亏虚引起的干咳，可取复溜配尺泽或列缺；肾阳虚，肾不纳气所致咳嗽，伴有恶寒、腰膝凉，可以取太溪配太渊或列缺。当有咳嗽伴有咽喉干燥、声音嘶哑可取照海配列缺或尺泽，配合的手太阴经的腧穴要随症取。

手厥阴经也可引起咳嗽。"心主手厥阴心包络之脉，起于胸中，出属心包络，下膈，历络三焦。其支者：循胸出胁……"（《灵枢·经脉》）胸膈有郁热，上逆犯肺，导致咳嗽黄痰、口干苦等症。若厥阴经异常，有咳嗽黄痰，伴有烦躁等症，可取大陵、行间清厥阴经的郁热。若咳嗽的实象较明显，取曲泽、曲泉，调理本经的气机。

任脉也可以用于治疗咳嗽伴有胸闷、胸胀、胸痛等症，或有一部分患者感觉咳嗽源于任脉胸骨处的固定部位，常用任脉腧穴璇玑至膻中一带，采用撩法或针刺。选穴不宜过多，一个腧穴足够。选腧穴时，必须先循摸任脉，看是否有异常。

督脉为阳脉之海，因此可以取督脉的腧穴治疗外感咳嗽或虚象咳嗽。如风寒咳嗽，有白痰、恶寒等症，可悬灸大椎15~20分钟。大椎有固表散寒的作用。风热咳嗽，有黄痰、身热等症，可以点刺大椎。慢性咳嗽也可取陶道、身柱等穴。

腧穴的选择取决于病人的具体症状。慢性咳嗽有虚象可以考虑选原穴，还可以考虑灸相关的背俞穴，或取相关的募穴，另外久咳不愈也可以灸膏肓："久嗽，最宜灸膏肓穴，其次则宜灸肺俞等穴，各随证治之。"（《针灸资生经》）背俞穴对本脏有温阳行气的功能，募穴调节本脏代谢废物的排除。因此背俞穴适合用于阳虚咳嗽，募穴适合用于本脏功能失常的患者。切记，所有的经络腧穴都可以参与治疗咳嗽。关键在于辨经选经的准确。

## 关于咳嗽症候的讨论

"咳嗽"包括"咳"和"嗽"两个症状。《素问病机气宜保命集》述："咳谓无痰而有声，肺气伤而不清也；嗽是无声而有痰，脾湿动而为痰也。咳嗽谓有痰而有声，盖因伤于肺气动于脾湿，咳而为嗽也。"临床上习惯已把两个症状写成一个症状，仅仅写"干咳"指咳，"白痰"则指嗽。

《素问·咳论》曰："五脏六腑皆令人咳，非独肺也。"咳嗽的脏腑辨证和辨经可从肺开始考虑，但还要看病因是否涉及其他的脏腑或致病因素。以此寻病根，尤其在单取肺经腧穴无效的情况下，应该仔细询问咳嗽的性质、部位、伴有症状及发病时间，分析症候结构，再把症候与经络诊察结合，才能准确把握证治。例如，是阵咳还是连续性咳嗽？咳嗽的部位在咽喉里还是来自胸或腹？除咳嗽之外有什么伴见症状？察经后发现哪条经脉与咳嗽有关，且在这些经脉里面，哪条经脉为主要病变经脉？这些都有辨证价值。在《诸病源候论》里有详细分析。

咳嗽的部位有咽喉、膈、气管、肺。浅咳为咽喉痉挛咳嗽；深咳或在气管，或在横膈。应仔细询问患者气逆的部位，尤其是慢性咳嗽可在胸膈或脐下。咳嗽如有痰说明有病邪，根据痰的性状和颜色能知道源于何种病邪（风、寒、暑、湿、燥、火），来自身体的哪些部位及身体寒热虚实状态。咳嗽的伴有症候包括：胸膈疼痛，或牵连到腹部，或胃脘痛，或咳嗽引起遗尿，或咳痰带血丝，或发热，或不发热，或发低热等等。《诸病源候论》解释，根据不同的发病季节，先受邪的脏与季节有关，因此咳嗽的症候结构往往会体现于所在脏腑的范围、性质和伴有症状。五脏之咳日久不愈，可能传给六腑。

医生必需首先熟悉怎样分析咳嗽的症候结构才能进行治疗。咳嗽根据病邪、所在脏腑、发病时间与特点来分，列有八种证型（《中国医学大辞典》）。在此只列出七种临床常见咳嗽的证型和针刺治疗方法。因患者经常不会准确地按照课本得病，辨证论治必须灵活，以下仅为咳嗽的基本辨经思路，具体诊治必须根据患者个体经络改变以及症候的呈现来判断。

**1. 风寒证型**：咳嗽咽喉发紧，背部发紧，背寒。稀白痰或无痰或少痰。脉浮紧，苔薄白。

常见变动经脉：督脉、太阴经、手阳明经。

选经：根据辨经，可选督脉、手太阴经等。

选穴：大椎、列缺等。

操作：大椎得气为热感，得气后旋转针柄，有益气升阳作用，患者常有热感出现。大椎不留针，列缺可留针。一般治疗 1~2 次即可。

**2. 风热证型**：痰较稠，甚者痰黄。

常见变动经脉：督脉、手太阴经、手阳明经。

选经：根据辨经，可选督脉、手太阴经等。

选穴：大椎（或陶道）、尺泽等。

**3. 燥热证型**：干咳无痰，或带少量血丝。由外感咳嗽传变而来者居多。

常见变动经脉：手太阴经、手阳明经、手厥阴经。

选经：根据辨经，可选手太阴经、手厥阴经等。

选穴：孔最、（咳血多时加）曲泽等。

**4. 湿痰证型**：咳嗽痰多，痰出后则咳嗽减轻。

常见变动经脉：太阴经、阳明经、任脉。

选经：根据辨经，可选任脉、太阴经、阳明经等。

选穴：中脘、丰隆、列缺等。

**5. 肝火证型**：咳嗽气逆，无痰，咽干。

常见变动经脉：太阴经、厥阴经、少阳经。

选经：根据辨经，可选少阳经、手太阴经等。

选穴：外关、足临泣、尺泽等。

**6. 阴虚证型**：干咳少痰，痰如小核，或白或灰。

常见变动经脉：太阴经、厥阴经。

选经：根据辨经，可选手太阴经、足少阴经等。

选穴：尺泽、鱼际、复溜等。

**7. 气虚证型**：久咳，劳累后咳嗽不断，甚者无力，或咳嗽同时遗尿（肾虚），以女士为主。

常见变动经脉：太阴经、少阴经、任脉。

选经：根据辨经，可选任脉、太阴经等。

选穴：太渊、太白、气海等。

## 治疗久咳不愈的两组腧穴

### 1. 左侧通天

凡是久咳不愈，剧烈咳嗽，甚者不能睡觉，干咳或痰咳，如左通天（或其上下左右的部位）有松软或僵硬的指下感，或按压时患者有酸痛感，可用搓针法进行针刺治疗。对于慢性气管炎，以咳嗽为主者，有良好的疗效。根据症状可与其他相关腧穴配伍。

笔者很久以前做经络诊察时偶然发现左通天能治疗慢性干咳，所以有一段时间把左通天称为"咳点"，以本穴为主配伍其他腧穴，针刺 4~5 次能痊愈，包括病史有几年时间的咳嗽。后来发现，有些腰痛尿频的患者也在此处有异常反应，是否也应该把它称为"肾点"？最终决定还是叫"左通天"，因为从经络理论上能解释它的作用。"通天"的意义应解释为"使上下相通，使肺气宣发"。肺与天地之气相通，而太阳经在三阳之表亦主"开"，与天地相通。《素问·生气通天论》曰："其气九州、九窍、五脏、十二节皆通乎天气。"而《百症赋》说通天能"去鼻内无闻之苦"，因此《针灸穴名解》解释通天能"开通肺窍"。《针灸甲乙经》曰："通天……足太阳脉气所发……"又曰："头项痛重，暂起僵仆，鼻窒鼽衄，喘息不得通，通天主之。"虽然中医经典未记载通天能治疗咳嗽，但笔者通过经络理论和经络诊察反应，已用通天治疗不少例干咳，取得良好疗效。

腧穴在发病的情况下往往会出现移位，所以左通天的定位大概是在前顶和百会之间旁开 1.5 寸左右，在冠状缝的后面（大约矢状缝旁开），需要仔细循摸。

### 2. 经渠、大都

《百症赋》曰："热病汗不出，大都更接于经渠。"两穴为太阴经腧穴，能治疗伤寒汗不出。为何本组对穴能发汗？从经络气化功能来看，手足太阴经在三阴主"开"，指宣发的意思，即对阴分（体液，水液）有排出和灌渗的功能。"开"指"开放"，即在细胞外环境使人体的营养物能输布，使代谢物（废物）能排出。该对穴也涉及五输穴的理论。大都为脾经的火穴，为母穴，有较强的补阳气的作用。经渠为肺经的金穴，为本穴，调理本经的功能强。当人感冒时汗不出有两个原因：第一，肺气宣发能力弱，用经渠能调节肺气升降；第二，脾为肺之母，太阴经经气不足，缺乏鼓动力，无法托发肺气，用大都温补脾气，利用脾气把肺气托出来，谓之"母能生子"。

本组穴位除了伤寒汗不出之外，亦能治疗外感咳嗽久而不愈。这种咳嗽虽然不严重，但经过治疗仍不愈，伴有脾虚症状（便溏等），属于肺脾两虚的证型。为何在此情况下不取太渊、太白？区别在于经渠、大都治疗外感余邪未净兼有肺脾虚的久咳不愈；而太渊、太白治疗单纯肺脾两虚的久咳不愈。

大约在 1982 年，笔者到一个诊所出诊。出诊结束时路过一个诊室，见一位二十几岁患者正在输液，遂邀余诊治。患者感冒发烧数天，一直输液未愈（抗生素、退烧药等）。发烧，浑身发憋，每次输液后出汗，但仍全身疼痛发憋，出汗不透，应属于伤寒汗不出（出汗不自然）。仅取经渠、大都，行针后患者自述汗从里面出来，肌肉已不酸痛，未输完液患者就要求停止输液出院了。此例说明输解表药液引起的出汗为强迫发汗，无法达到排除邪气的目的，而经渠、大都能把汗从里面自然地渗透出来。脾主肌肉，故取大都能疏松肌肉止痛，即把津液渗透到肌肉各个层次，把肌酸排出体外。为加强解表功能，可加大椎。

# 心慌

**案 13:刘某,女,57 岁**

**初诊:**2011 年 11 月 8 日。

**主诉:**阵发性心慌 20 年。

**症候:**过累后出现早搏、心慌,偶有胸闷;常做恐惧梦。心电图显示:"频发性室发早搏"。耳鸣 2~3 年(高调),乳腺增生 2 年。1991 年患心肌炎(病毒性)。

**经络诊察:**少阴经、太阳经异常。

**辨经:**病在少阴经。

**选经:**手少阴经、足太阳经。

**选穴:**心俞(隔姜灸 6 壮)、少海。

**二诊:**症已减,惊梦已消失。针灸同前。

**三诊:**偶有心律不齐(早搏)。针灸同前。

**疗效:**患者因回家(外省)无法继续治疗。共 3 诊;属显效。

---

**【医案解读】**

患者虽然得过心肌炎,应属手厥阴经病,但她现在的表现症状为心律不齐,说明病已经影响到心经,不单纯属于心包经。根据经络诊察反应与症候结合,辨经为手少阴心经异常,治疗主要取病经,故取手少阴经合穴少海,再加病脏背俞心俞穴。

心主血脉,即通过心传导束引起心肌收缩鼓动血液在血脉里流动,灌注全身。心慌(心律失常)系心的传导束功能障碍,属气机异常。合穴能调节本经的气机和本脏腑的功能,少海为手少阴经合穴,故常用于治疗心悸心慌;少海亦有宁心安神作用,能治疗恐惧梦。

心俞不仅为心脏的背俞穴,它所属的足太阳经,与足少阴经相表里,而足少阴经为手少阴经之同名经,即足太阳经为手少阴经的同名经之相表里经,亦是相表里经的同名经。足三阳经别皆通于心,故除了心俞以外,其他膀胱经的腧穴对心病亦有一定的影响,例如曲差、承光能治心烦(《针灸聚英》)。

虽然如此，"同名经的相表里经"的关系何时适合于何种病症呢？这可从经络诊察结果和症候结构获得启发。例如，察经时如出现同名经的相表里经有很强的异常反应，而且按揉该经的相关腧穴时能缓解症状，可取它来治疗（见诊后絮语——"关于眉冲的故事"）。此例与案27（蹦跳时遗尿）为同一位患者，两病本来分开分析诊治，但在此值得提出的是患者除了心慌的主诉外兼有遗尿，病经与治疗经包括足少阴经。另外，患者亦有腰痛史，诊断为足太阳膀胱经筋病。遗尿、腰痛的症状，皆属于本例主诉（心慌）的"同名经的相表里经"的范围。

按语：经络的表里关系、同名经关系、母子关系等内容是经络医学的重要理论组成，值得我们深入思考并在临床中不断印证。

# 下肢水肿

## 案14：Babbie，女，63岁

初诊：2009年9月17日。

主诉：下肢水肿10年，近3年加重。

症候：下肢水肿，午后加重。疲劳。苔厚白，脉沉。

经络诊察：太阴经异常。

辨经：病在太阴经。

选经：太阴经、任脉。

选穴：太渊、太白、阴陵泉、气海（灸）。

二诊、三诊：症减，下肢肿已消，劳累亦未发作，原方治疗。

疗效：初诊后下肢水肿显著减轻。几次治疗后水肿明显消退，但并没有完全恢复。由于患者个人原因，导致治疗断断续续，没有规律，影响疗效（因为几次得了外感，偶尔出去旅游等原因）。但经过较长时间治疗竟获得痊愈。

### 【医案解读】

患者下肢水肿已10年，近3年加重。做过各种西医检查，均未查出病因。经络诊察准确地确定病在太阴经。患者的太阴经，尤其足太阴经，极度酸疼肿胀，下肢外形如大象腿，从膝盖到踝一样粗。太阴经酸是一个虚象，同时伴有腹胀、疲劳、舌淡胖、有齿痕等太阴症候。因此取太渊、太白（太阴经的原穴），此组对穴补手足太阴经，健脾化湿，补益肺脾，使营卫循环恢复，增加灌渗能力，消水肿；太渊调气温阳，可治气虚身肿胀；太白补脾益肺，为肺的母穴，治肿胀。用此对穴治疗其他太阴经虚象之病，如慢性便溏和慢性咳嗽，效果也很突出。

《百症赋》曰："阴陵水分，去水肿之脐盈。"阴陵泉为足太阴经之合穴，有利尿化湿作用。灸气海为补气，气可推动津液，帮助消水肿。患者下肢水肿几乎消失后，取尺泽、阴陵泉，此对穴可调节气机，疏通行气。如何区分太渊、太白，尺泽、阴陵泉两组对穴的作用，我们可以做如下理解：若有一条干涸的河，太渊、太白可使水充盈；尺泽、阴陵泉则使河中残渣，如泥沙、漂浮物得到清除。

为了区分下肢水肿是少阴经病变还是太阴经病变，要通过经络诊察和症候结构进行分析。足少阴肾经阳虚，阳气有向上升的特性，元阳不足则不升，引起下肢水肿、面肿、腰部酸冷等症，而经络诊察可发现手足少阴经有明显异常反应（如结络、结节、结块、松软、温度变化、涩感）。脾主四肢，脾阳不足，则引起下肢肿伴腹胀、便溏等症，而且经络诊察会发现太阴经有明显异常反应。当然，有的水肿患者也可能同时累及少阴经与太阴经两条经。

# 胸闷

### 案 15：李某，女，79 岁

**初诊：** 2011 年 3 月 9 日。

**主诉：** 胸闷 11 年。

**症候：** 胸闷，右侧肢体活动不利，苔白粗糙。有脑梗死病史、贫血病史。

**经络诊察：** 手厥阴经、手少阴经、手太阳经、手少阳经、足太阴经、足少阴经、足少阳经异常。

**辨经：** 病在手少阴经、手厥阴经、手太阳经、足少阳经。

**选经：** 阴维脉、冲脉、足阳明经、手少阴经、足太阳经。

**治疗：** 少海、内关、公孙、足三里、心俞（揲）。

**疗效：** 揲心俞后胸闷立刻消失。

## 【医案解读】

李某有中风后遗症。来诊主要治疗中风后抑郁症状，主要是胸闷。

揲心俞：揲法为调整经络的一种治疗手法，笔者正在慢慢摸索这种手法在哪种情况下使用效果最佳。揲法的具体操作为拇指横抵于皮肤，另外四指置于拇指前方的皮肤处，以五指捏拿肌肤。在体表的松软部位，如软骨、脂肪、松软的结缔组织等使不同层次分开。先从浅层到深层，慢慢用手分开皮下和肌肉层，然后从深层慢慢至浅层分开，重复做两次，最后做往上提的手法（揪法）。揲完心俞之后，患者胸闷立即消失，获得显效。可见揲心俞可以快速改善胸部气血运行，治疗胸中满闷之症。《针灸聚英》曾有记载：厥阴俞"主咳逆，牙痛，心痛，胸满呕吐，留结烦闷。"胸闷可能反映在心俞或厥阴俞，揲法在临床使用时必须有条件，需要发现穴位处有异常（或酸，或有异物感），医生需要经过仔细诊察经络、循摸腧穴，根据经络腧穴状态选穴，方可获得满意疗效。

# 诊后絮语
## 关于内关、公孙穴循摸的故事

### 内关配公孙

内关和公孙都为八脉交会穴。内关属厥阴经的络穴，厥阴经属阖，与心肌和心的冠状血管功能有关，维持心脏正常功能。通阴维，能维系调理诸阴，联系沟通内脏的营养，可通络理气、通络安神、和胃。公孙通冲脉，冲脉为血海和十二经脉之海，能降逆气、祛湿利水、清热止血。公孙是足太阴脾经之络穴，主孙络的循环，维持组织液营养的质量，能化湿。内关配公孙可理气降逆（理咽、胸膈之气），调理肠胃，常用于治疗心悸、心烦、胸闷、胸腹胀满等。内关、公孙治疗神经官能症（心脏、胃肠自主神经功能紊乱）有较好效果。

### 公孙的取穴方法

在第1跖骨和内侧楔骨的关节间。从太白循着足太阴经时，经过第1跖骨粗隆之后能摸到一个较明显的凹陷，比太白上 1 寸的标准位置靠上一点。

### 内关的取穴方法

按骨度分寸法内关位于腕横纹上 2 寸，但骨度分寸法只能给医生一个大概的位置。笔者对内关穴有一个认识过程，这个穴位，书上说的是腕上 2 寸，两筋间。但认识穴位，必须循摸审视，我大概用了半年才认识内关穴。大约 20 世纪 60 年代我给一位胸闷胸憋的患者扎内关，得气至手指，病人说："我的胸开了。"我奇怪这个穴位这么厉害，我坐下来仔细审视内关，也是腕横纹上 2 寸，没有什么区别，但印象非常深。回家记了临床笔记。第二诊扎的时候只胀，我坐那瞧那个点，按原来的针眼，也不行。内关为什么没有麻？这给我的刺激很大，第三次，我就仔细摸了，病人说："就是那个地儿。"然后又出现那个针感。

找内关时，先找掌长肌腱与桡侧腕屈肌腱之间。在腕横纹上 2 寸左右有一条静脉从尺侧到桡侧横向穿过两条肌腱，内关位于此静脉的上缘。因为每个人的解剖结构不尽相同，此静脉的位置有时在腕横纹上大于 2 寸或小于 2 寸。若此静脉不明显还可从大陵往上循推到第一个凹陷处，内关就在凹陷中的缝隙。进针时要在静脉的上缘或在静脉和肌腱的交叉处，靠近桡侧腕屈肌的内侧。此静脉和肌腱边缘的缝隙就是经络，经络位于皮、脉、肉、筋、骨之间。

摸准腧穴需要时间。如有一患者失眠，察经络时以少阴经异常为主，也有厥阴经异常。患者睡眠浅、入睡困难、睡之前多思，取神门、大陵、照海。在取照海时，从内踝尖下和舟骨粗隆画两条线，照海位于线的交叉处，仔细摸有一个明显的凹陷，前后有筋，上有骨，下有肉，比教科书的位置靠下，得气感非常好。


## 从一个病历讲起——关于眉冲的故事


（北京某区中医院内科会诊病历）果某，男，57 岁，某区种子公司退休司机。1992 年 7 月 25 日因胸痹（冠心病、变异型心绞痛）入院。患者有高血压病史 20 年，1990 年 1 月因"急性广泛性心前间壁心肌梗死"住院治疗，病情缓解后出院。其后又因胸闷、气急及"频发室性早搏"住院 4 次。

入院时因阵发性胸痛、胸闷加重 10 天，症见胸闷痛有刺痛及压迫感，向后背放射，大汗淋漓，集中在午后至次日晨 3 时发作，间隔 2~3 小时，每次持续 15~30 分钟，舌下含硝酸甘油后 2~3 分钟即可缓解。

入院后予硝酸甘油、异山梨酯、冠心苏合丸及复方丹参片治疗，另服汤药"血府逐瘀汤"。

26 日晚 9：30，患者胸痛持续，口服硝酸甘油无缓解，大汗淋漓。疼痛持续性加重，心电图除"陈旧性心梗"外，无其他表现。予哌替啶 50mg，肌注，吸氧半小时后疼痛仍不缓解，予异山梨酯 10mg 无效，心电监护显示心率 47 次 / 分，又予罂粟碱 30mg，阿托品 1mg 肌注，疼痛仍无缓解，心率回升至 60 次 / 分，至 27 日 0 时心电图显示"下壁心肌梗死"，其间又用罂粟碱 2 次，强痛保 100mg，凌晨 1：00 再次肌注哌替啶 50mg 后疼痛有所减轻。同时静脉滴注硝酸甘油、利多卡因，用以扩张血管、抗心律失常。

其后罂粟碱每 6 小时肌注 30mg，又注射哌替啶 2 次，总量 100mg，至 7 月 28 日下午 2 时疼痛仍无缓解。此时患者胸痛胸闷，气憋，大汗出，恶心，血压 90/70mmHg，心率 52~64 次 / 分。实验室查 GOT120 单位；GPT61 单位，BUN、$CO_2CP$ 等均无异常。

患者情绪急躁，疼痛难忍，动辄发火，主任查看病人后决定再肌注哌替啶 100mg，此时适逢王居易教授来院会诊，故先请王教授查看病人。28 日下午 2 点 30 分，王教授针刺患者，先针右眉冲，患者稍感舒服，再刺左郄门，进针 20 秒左右，患者心痛消失，立即平静下来，与此同时用多巴胺维持血压。针刺后心率也由 54 次 / 分上升到 64 次 / 分。原定肌注的哌替啶未予注射。

此后患者未再出现胸痛胸闷等症状。8 月 4 日查 GOT51 单位，GPT 36 单位。心电图示：I，III，AVF 导联，ST 段恢复显著，近于正常。顺利康复出院。

就此病例提出治疗心脏病的两个要点。一为眉冲对某些心绞痛有良好止痛缓解的作用，二为心肌供血异常疾病与心包经（而不是心经）有关。下面做一些详细的解读。

首先是对眉冲止痛的解读。王老师多年前从德国驱车到芬兰，在路上他的旅伴（当时的德国克隆针灸协会的会长）尿结石症突然复发，疼痛剧烈。王老师首先采用了常用的治疗尿道结石的配穴，皆无效。在做经络诊察时，发现患者的右侧眉冲不仅非常酸痛且指下摸到异常感，取它做搓针法，30 秒钟之内，患者说疼痛已明显减轻；5 分钟后，患者说："我没事了，我们可以走了！"

因为头皮下的组织液较少，头部的穴位一般较难有得气感，所以针头部的腧穴用搓针法是为了取得较强的针感。这个方法是从中学科学实验受到启发而创造的。中学时曾学过用毛皮反复地来回擦玻璃棒产生静电，而这个静电能用来吸引纸张。引用这个概念采用搓针手法，能够加强经气的传导。

那么为什么眉冲可以治疗尿道疼痛呢？眉冲是一个足太阳经的腧穴，是否通过太阳、少阴的表里关系也能对足少阴经的疼痛有效呢？在后来的临床实践中发现眉冲确实能止泌尿结石引起的疼痛。那么进一步思考，通过少阴同名经的关系，眉冲是否也能治疗手少阴经的疼痛呢？通过多次的运用和观察，最后发现，右侧眉冲不仅能止尿道结石（包括肾结石）引起的疼痛，也能止心绞痛，但为什么仅仅是右侧，还需要进一步的研究和思考。

其次是关于"心包"与"心"主病区别的新解。在对心肌缺血的病人做经络诊察时往往能发现心包经（多在郄门或此腧穴的上下段）有异常反应，一般是局部的肌肉紧张度增高。在对心律不齐的病人做经络诊察时，往往能循摸出心经的异常反应。这在解剖学上也可以找到客观依据，研究心脏解剖生理可以发现心内膜、心肌膜、心外膜三层结构分别与心脏的节律传导、心肌血液供应及血管压力的调节等生理功能有着对应关系，即心内膜与心脏节律具有对应关系，心的供血系统则与心外膜联系密切。心脏的这一解剖生理结构是心脏疾病产生的基础，也为我们分析心经与心包经的主治区别提供一定的分析依据。不应将"心包"经与"心"经主病混为一谈。"心包"经应与心肌功能关系密切；"心"经则与心传导束的功能关系密切。中医经典所说的"心主"就是"心包"的意思，而"心主"此词的含义即"心所主的器官"，可以解释为心肌的收缩放松动作依靠心传导束的信号，所以心包在医古文里被称为"心主"。因此"心"经与"心包"经所承担的生理功能既有一定的独立性和特异性，又在病理上密切地相互影响。在此例，郄门治本，眉冲治标。

按语：病历文字是由北京某区中医院西医内科张主任提供，在此表示感谢！

此例治疗前经络诊察显示手厥阴经、手少阴经、足太阳经异常，选足太阳经、手厥阴经为治疗经脉。单取眉冲、郄门二穴，穴少功专，故取得了较好的效果。

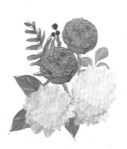

# 泄泻

## 案 16：刘某，女，44 岁

初诊：2010 年 9 月 25 日。

主诉：腹泻 3 天。

症候：腹泻、胃痛，食蟹后发病。

经络诊察：足阳明经、任脉异常。

辨经：病在足阳明经。属食蟹引起的急性胃寒型腹泻。

选经：足阳明经、任脉。

选穴：足三里、梁丘、上脘。

疗效：治疗后腹泻未复发。共 1 诊；属临床痊愈。

### 【医案解读】

本病的病机为食伤，螃蟹性寒，过食则胃痛腹泻。

足三里为肚腹之总穴，又为水谷之海，《针灸聚英》云主"腹中寒"，能治疗"腹痛""胃气不足、久泄利、食不化""霍乱"，即有温阳益气、健脾和胃的功能。足三里又为足阳明经的合穴，能调理阳明气机。

阳经郄穴有较强的止痛功能。梁丘为足阳明经的郄穴，善于治疗急性胃痛。

《针灸聚英》曰："上脘、中脘属胃络脾，足阳明、手太阳、任脉之会。"又提到上脘能治疗"食不化""霍乱"，说明有和中理气的治疗作用。上脘与中脘很接近，仅差 1 寸距离，而功能相似。此两穴有什么区别？怎样决定取哪个穴？中脘为胃募、腑会，通于小肠经、三焦经及胃经，而位于上脘与建里之间，故它的治疗范围广。上脘位于中脘上，通于胃经和小肠经，多用于治疗胃脘上部的疾病。取中脘还是上脘，最终根据经络诊察，即按压时有无异常反应，例如压痛、发硬、松软塌陷、按压引起肠鸣等。

另外，取任何腧穴时都要注意，腧穴经常根据个人的生理结构、病情差异而有些许变动，不能拘泥于教材书的描述来定位，应循摸出准确的缝隙，根据指下感及患者的酸痛感来定位。

　　按语：多年来临床针灸医师皆遵守骨度定位取穴法。临床证明这种定位仍有失精准。需知骨度法虽有骨骼、肌肉、血脉的比例之常，但个体的差别仍有不同。故《灵枢·经脉》谓："若夫八尺之士，皮肉在此，外可度量切循而得之……"后人只强调"度量"（骨度法）忽略了"切循"二字。后世针家亦有认识到"切循"重要者如元代窦材。经络之分肉可切循而得之，大多腧穴亦可切循而得之。因此针家皆应牢记经络腧穴都应度量，更要切循，才能确定其位置。

---

### 案17：李某，女，30岁

**初诊：** 2009年6月16日。

**主诉：** 腹胀、便溏1年。

**症候：** 手足凉，畏寒，偏头痛，口苦，起急，经前精神不好，白带多，易倦，脉滑弦沉，舌胖苔白，根部有剥脱。

**经络诊察：** 手足太阴经异常。

**辨经：** 病在太阴经。

**选经：** 太阴经、任脉。脾虚肝乘。

**选穴：** 太白、太渊、气海（TDP）。

**疗效：** 治疗1次以后便溏有好转，但若饮食不洁会偶发作。再巩固疗效3个疗程便溏基本缓解。

**【医案解读】**

　　本案经络诊察发现太阴经异常。太阴经为三阴之表，主开，可缓慢地灌渗营养物于全身，亦接收、排除代谢物，能化湿。若太阴经异常，太阴运化、行气化湿功能受阻，或手太阴经宣发肃降功能失常，不能宣发脾气，脾气不升、肺气不降，营养物质不能正常运行，则会有一系列的太阴经虚的现象，如腹胀、便溏、易倦、手足凉等。由于患者亦有偏头痛与口苦，诊为脾虚肝乘。患病日久，属虚象，则取太渊、太白、气海。

太渊为手太阴经之原穴，进针要缓慢、探索地钻进去，能温阳益肺气、调气利水。太白为足太阴经的原穴，脾经的输穴、土穴，为本经的本穴，在第1跖骨头后缘，赤白肉际之间，是一个非常小的缝隙，能温补脾气。两穴相配有较强的温阳益气的作用，补益肺脾。太阴经气机失调，肺气不降，脾气不升时可考虑用。这组对穴不仅可治疗消化系统的病，还可治疗所有太阴经虚象的病，如能治久咳、身肿、尿频、尿少。

患者气虚，取气海补气。用太渊、太白为主穴治疗4次，便溏已明显好转。

患者的腹泻由于饮食习惯不良，时好时坏，但仍逐渐恢复。在治疗过程中随症候的变化取以下穴组：

1. 太渊、太白：脾虚，慢性脾胃病。温阳益气、益肺健脾化湿。

2. 三个里（手足三里、建里）：温健脾胃。慢性便溏属虚性者，取本组腧穴。

3. 手足三里加中脘：中脘为胃的募穴，调理本腑，排除胃的代谢物、废物，偏泻胃；建里偏补。

4. 手足三里加天枢、肓俞：腹部腧穴的选择性弱于四肢的腧穴。天枢可调理足阳明胃经的气血，有转输的功能。肓俞为足少阴肾经穴，与天枢在同一个水平线，可调理肾经的气血。

5. 脾俞、胃俞：因给患者当日灸太阳经的腧穴治疗后背酸痛（膏肓、天宗），针此两穴较方便，亦能温阳行阳。

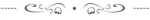

### 案18：王某，男，41岁

初诊：2011年6月11日。

主诉：吃凉东西后腹泻10余年。

症候：食凉饮冷即引起腹泻，不伴有腹痛。曾经多方诊治，服用药物（整肠生、氟哌酸等）可缓解腹泻症状，但无长期效果。食欲、睡眠均调，余无不适。舌胖苔白，脉滑。

经络诊察：手足阳明经、足太阴经异常。

辨经：病在太阴经、阳明经。

选经：太阴经、任脉、阳明经。

选穴：神阙（灸15分钟）、太白（灸15分钟）、下巨虚。

**疗效：** 经1次治疗，症状即消失。3个月后随访，已无症状，饮食生冷亦未发作，属临床痊愈。

---

**【医案解读】**

本案经1次治疗，10余年疾病竟获痊愈。患者身体素健，唯不敢贪凉，自述家族中许多人亦如此，似与家族基因有关。经络诊察发现其手足阳明经有明显异常，且足太阴经太白穴处有明显松陷感，足阳明经下巨虚有明显结块。太白为足太阴经原穴，下巨虚为小肠下合穴，根据经络诊察的结果辨别本例病患主要病变在脾与小肠。《素问·阴阳应象大论》曰："清气在下，则生飧泄。"脾主升清，小肠泌别清浊，患者素体脾胃阳虚，饮食生冷伤及脾阳，清气不升反降而生飧泄。灸太白、神阙温补脾肾阳气，针下巨虚调理小肠功能，由此精简配穴而获奇效，令人惊奇。

## 胃胀满

### 案19：程某，男，23岁

初诊：2011年8月11日。

主诉：胃胀满、发作性头痛1年。

症候：胃胀满，吞酸，嗳气，大便黏。发作性眉棱骨疼痛，放射至颞部。

经络诊察：手太阴经、手厥阴经、手少阴经异常。

辨经：病在太阴经。

选经：太阴经、阴维脉。

选穴：尺泽、列缺、公孙。

**二诊：** 症无变化。取内关、公孙、中脘、足三里。

**三诊：** 胃胀好转，已不泛酸，大便黏，打嗝见好。现吃饭后已不恶心、不头痛。取内关、公孙、中脘、足三里。

8月23日追访，诸症未复发。

疗效：共3诊；属临床痊愈。

**【医案解读】**

第一主诉为胃胀满。患者由于去法国留学水土不服，胃脘胀满，嗳气吞酸，伴有大便黏，偶有恶心，西医诊断为胃炎。第二主诉为发作性头痛，额角眉棱骨处隐隐疼痛而发胀，属阳明经，与第一主诉有直接关系。按照中医的看法，两个症状算为一个疾病，为1年多的胃胀满及其引起的阳明经头痛，自觉"上火"时发作。本病属胃阴或脾阴不足的证型，多由疲劳或睡眠少所致。疲劳或睡眠少能消耗肾阴，肾阴为脾胃阴之基础。

诸症与脾胃有关。一诊经络诊察显示手太阴经异常，提示症状由肺气不降则脾气不升所致。太阴气机异常一般取尺泽、阴陵泉，但本病属肺肃降气机异常引起的脾胃病，而脾经未出现异常，故单取尺泽不加阴陵泉。足太阴脾与足阳明胃相表里，因阳明经无异常反应，治疗以太阴络脉为主，取手足太阴经之络穴（列缺、公孙），此对穴巧合地亦为任脉、冲脉的交会穴，故应能治疗胃胀满。列缺为治疗头项部的总穴，能治疗（太阴异常引起的）头痛。

针后症无变化，因此改变思路，二诊取两组腧穴：内关配公孙，中脘配足三里。内关、公孙为传统奇经八脉穴组，主治包括胃的病变。中脘、足三里能调理脾胃，适合用于气机不畅引起的脾胃病。到了三诊，胃脘症状和头痛已完全消失。再针前穴，巩固疗效。

从此例可见两点：一，两个主诉有时候属同一个病，需要通过经络诊察来判断有无关系，是否由一个证型或同一条经络病变所致。二，经络诊察虽然只显示阴经异常，但若有阴阳相表里经的症状而且症状属实象（气机不畅包括在内），因阳经偏于泻，应加阳经腧穴。

**按语：**此例再次证明针灸临床中任何常规病都不能死守或指定的某组"经验穴"或"规范穴"，必须根据症候结构和经络变动，调整选经、配穴思路，才能取得较好效果。

# 胃痉挛

**案20：孙某，女，55岁**

初诊：2011年3月29日。

主诉：胃痛1周。

症候：胃痉挛性疼痛，反射到后背，嗳气，偶伴腹痛泻下。睡眠、饮食尚可，苔白少津，脉弦滑。有痔疮病史。（另，患者同时治疗发作性头晕、烦躁，伴耳鸣脑鸣，听力下降，病已7年。治疗方案不在此例讨论）

经络诊察：尺泽下2寸压痛、有结块（肺气不降），脾经有多处压痛点，心经有个半寸宽的隆起点。手三里有小结节，阳谷有结络（脑鸣、颈椎病）。太阴经、阳明经、手少阴经、手太阳经异常。

辨经：病在太阴经、阳明经。

选经：太阴经、任脉。

选穴：尺泽、阴陵泉、下脘。

二诊：症状无明显发作。取中脘。

三诊：昨日胃肠痉挛又发作，未吐未泻，无腹胀，有嗳气；手足阳明经异常。点至阳，隔姜灸肝俞、胃俞各3壮，针合谷、陷谷。

四诊：胃腹未痛，仍不适。取肝俞、胆俞、脾俞、胃俞（四穴均加TDP）；中脘、梁丘、手足三里。

五诊：胃痛未作，时有嗳气，苔薄少津，脉滑。取胃俞（加隔姜灸5壮）、公孙、足三里、建里（TDP）。

六诊：4月7日晚上胃痛又发，由痔疮而发。隔姜灸脾俞、胃俞各5壮，针梁丘、内关、中脘、梁门、足三里。

七诊：4月10日晨胃痛又作，已较前轻。针肝俞、胆俞、脾俞、胃俞、梁丘、中脘、建里、天枢、梁门、阳陵泉。

八诊：症已不明显。针中脘、建里、梁门、梁丘、天枢、阳陵泉、足三里。

疗效：治疗后胃痛已消失，半年后追访，症未复发。共8诊；属临床痊愈。

【医案解读】

经络诊察并不是选经配穴的唯一根据，临床时，必须结合主症及主症的症候结构进行辨经和选经。如本例经络诊察发现患者四条经有异常，针对此主诉（胃痛）的病变经脉仅为手足太阴经、手足阳明经。手少阴经、手太阳经异常属脑鸣症。

本病属虚实夹杂，既有脾胃虚，又有肝气郁滞导致阳明经不通畅。急则治其标，以调气降逆为主。一诊先调太阴气机并消积止痛，取手足太阴经合穴，配下脘。太阴主"开"，手足太阴同名经的协同作用为行气化湿以便于给全身供应营养，太阴气机异常则气逆而水湿内停，取手足太阴经的合穴能调整气机利湿消胀。下脘为任脉与足太阴之会，能消食止痛，亦为此病的局部腧穴，能引导尺泽、阴陵泉的功效到病处。

一诊针后症状减轻，到四诊胃腹已不痛但仍不适。此时病情已缓，改为缓则治本，以补为主。背俞穴多补虚，取肝俞、胆俞、脾俞、胃俞并用TDP，取中脘、手足三里以健脾胃理中焦气，再取梁丘（足阳明胃经之郄穴）巩固止痉挛性疼痛的疗效。到五诊，疼痛未发，继续补虚治本，加公孙通冲脉益胃，中脘改建里，因它有降气作用，能治"上气"和"呕逆"（《针灸聚英》），适合于嗳气。

第六、七诊时，胃痛又发，此时病机为虚实夹杂，立法虚实同治。取合穴、郄穴、局部穴，以调节气机，降逆、止痛，并取背俞穴和中脘，以补虚，加内关疏通胸中气机。腹满疼痛，取阳陵泉"气机枢转"之意，促进和调节气机运动，用少阳来疏泄阳明"阖"过度导致的气机壅塞，同时阳陵泉为合土穴，对足阳明土经的气机亦有行气理气的功能，常用于腹胀、嗳气、泛酸之症状。

到八诊，症已明显好转，治疗思路与前二诊相同，以巩固疗效。

# 腹胀嗳气

**案 21：W.Q.，男，52 岁**

**初诊：** 2011 年 1 月 8 日。

**主诉：** 腹胀、嗳气 2 年。

**现症：** 腹胀、嗳气，消瘦，苔薄、少苔，滑略弦，沉取无力。

病起于 2008 年行食管切除（食道癌）术后。术后体重减轻 10 公斤。40 多年前曾做横膈膜修补术（食管裂孔疝）。

经络诊察：手五里至臂臑酸痛；漏谷发涩、酸疼，漏谷、地机、阴陵泉松软塌陷，地机压痛；左丘墟疼。足太阴经、手阳明经、足少阳经异常。

**辨经：** 病在太阴经、阳明经。

**选经：** 足太阴经、足阳明经、足少阳经。

**选穴：** 阴陵泉、阳陵泉、太白、足三里、太白（灸）。

**二诊：** 仍腹胀嗳气。阴陵泉、阳陵泉、公孙、太白，灸太白。

**三诊：** 针后腹胀嗳气未出现。治疗同前。

**四诊：** 腹胀未消失，嗳气呃逆已平，苔少舌嫩，脉沉。治疗同前，加尺泽、章门。

**五诊：** 腹胀嗳气均消失。已无明显不适，仅偶尔脐两侧（天枢区域）酸痛。

经络复察：左下廉发涩，左陷谷下有结节、压痛；病在阳明。取合谷、陷谷、下廉。

**六诊：** 从3月12日至今曾有两次腹痛呕吐发作，余可。取合谷、公孙、章门，灸太白。

**七诊：** 此前仅有干呕，两周来未发作。腹胀嗳气均缓解，苔白少津，脉沉。取合谷、公孙、章门、阳谷，灸太白。

**疗效：** 患者因工作忙未继续治疗，但诸症已改善。共7诊；属显效。

【医案解读】

本病的辨经为足太阴、足阳明相表里经异常，辨证为虚实夹杂。患者先天有食管裂孔疝，又得过食道癌，久病必虚。手术常会导致组织粘连和瘢痕，属外伤引起的气滞血瘀（实证）。患者从小自觉头容易往下低，一般照镜子时才意识到，自认为由食管裂孔疝修补术所致，说明食道周围的经筋被损伤。本病必须虚实同治。一诊，取阴陵泉、阳陵泉、足三里，为足太阴经、足少阳经、足阳明经的合穴，此三经皆为异常经脉；太白为足太阴经原穴，能通过三焦的元气来温阳益气健脾。诸合穴皆能调节气机降逆，阴陵泉为土经之水穴，利水祛湿作用较强，适合于治疗水湿内停引起的腹胀。阳陵泉、足三里为阳经之合穴，属土，对脾胃病有调理作用。

二诊诸症仍在，足三里改成公孙，同时利用脾络的功能和冲脉交会的功能。二诊针后一直到四诊腹胀嗳气未出现。四诊加尺泽以协助阴陵泉调整太阴气机（同名经合穴），加脾募章门以帮助脾脏排除代谢物。

五诊做经络诊察发现病在阳明，取合谷、陷谷、下廉。合谷、陷谷为常用对穴之一，具有理气、通利食道、调和肠胃的功能。下廉在此算食道的反应点，作为病处引导腧穴，又能治疗本经。六至七诊，因患者无法按时来治疗，一些症状又出现，取合谷、公孙、章门、太白，即脾经原络穴、胃经原穴及脾募穴。七诊加阳陵泉。

按照经络联系，手阳明大肠经与食道有关，为何初诊未取手阳明经腧穴？本案再次说明选经配穴要有经络诊察的根据。初诊察经时，原以为手阳明经会有较明显的异常反应，但未出现。有可能是因为食道已被切除，或者因为40年前的食管裂孔疝修补术已把一部分的食道摘除掉，故反应该食道段的手阳明经段已无任何反应，就等于此经络段没有相应的解剖结构因此失去了"处百病"（反应疾病的位置和性质）的功能。五诊做经络复察时发现手阳明经开始有异常反应，说明本经的"处百病"功能有所恢复。虽然患者断断续续地来就诊并且时间短，但仍有效。如果他按时继续治疗也许能获得更好的疗效。

## 红斑狼疮综合征导致消化不良

### 案22：史某，女，24岁

初诊：2011年3月24日。

主诉：消化不良8年。

症候：恶心、呕吐、胃胀、泛酸、嗳气；全身肌肉酸痛。从2003年1月起服用激素至今。睡眠障碍，多梦，梦境多为日常生活中事。红斑狼疮；激素性青光眼、激素性白内障导致双眼盲。舌质淡而胖，苔白厚腻，脉细数。

患者从2002年底及2003年初出现全身关节游走性疼痛、手指棱形肿胀、晨起僵硬不能握拳，尤其脚面肌筋剧痛不能行走而求医。于2003年1月30日经一系列实验室免疫指标化验，被某附属医院诊断为混合性结缔组织病，服用泼尼松4个月后，被诊断为系统性红斑狼疮、狼疮性肾炎、干燥综合征。2003年7月出现反酸、嗳气、恶心、呕吐等胃部不适症状。2003年11月被某眼科医院诊断为激素性青光眼（症状为持续性高眼压）、激素性白内障，后又经北京同仁医院确诊。

目前病症：①偶然性发热，每次体温均在38℃~39℃，同时伴有全身疼痛，双腿膝部下方最为严重，晨尿尿蛋白两个加号，肾脏部位常有酸困感。②全身多处硬斑、硬块、硬结，碰之疼痛，局部还有化脓的迹象。③胃部常有反酸、消化不良等不适症状。④心脏、胸部、两肋下呼吸时有痛感。⑤长期睡眠质量极差，很难入睡，即使睡着也非常容易醒，多梦，夜尿3~4次。目前日服美卓乐（进口泼尼松）1粒半（6毫克），奥美拉唑1粒，钙尔奇1粒。

经络诊察：因四肢、躯干均有红斑狼疮引起的硬结、硬块无法察经络。腹部皮肤色暗，皮肉发硬。

辨经：病在少阴经、太阴经。

选经：太阴经、阳明经、少阳经。

选穴：尺泽、阴陵泉、阳陵泉、手三里、足三里。

**二诊至六诊：** 主要取两组腧穴，尺泽、阴陵泉、阳陵泉、足三里；太白、建里，灸神阙。治疗后恶心呕吐未发生，嗳气亦少。

**七诊至九诊：** 未恶心，仍有嗳气；食不下（食管裂孔疝）。治疗集中于内关、公孙、神阙、章门（揲）。

**十诊至三十九诊：** 腹胀下移，矢气多，腹泻1日多次。从脾胃入手治疗，兼补肾之阳。根据症候改变取穴包括：天枢、章门、京门、足三里、上巨虚、下巨虚、尺泽、阴陵泉、大肠俞、小肠俞、太溪、复溜、建里、关元、下脘、水分、神阙（灸）、太白（灸）、隐白（灸）、厉兑（灸）、阳池（灸）。此期间，虽然仍恶心但基本未吐，脉较前有力，腹已较前软，较前不胀，最近行经时无痛经，大便有时稀。身痛有所减轻。诸症证明脾胃阳气已增。

**四十诊至五十诊：** 大便已成形。未恶心、未吐。脾气渐复。取章门、京门、太溪、太白、太冲、足三里、阳陵泉、中脘等穴，灸隐白20分钟。另一组配穴为针风池、章门、京门、太溪、足三里、太冲、太阳。两组穴交替使用。

**疗效：** 恶心呕吐已基本不发，嗳气、纳少、身痛均减轻。共50诊，属好转。

【医案解读】

本例为系统性红斑狼疮8年，服用激素药物8年，多系统受损。红斑狼疮病本身是个疑难疾病，加上病久，又因为长期服激素抑制经络的功能，导致无法治好病根，但经过针灸治疗后消化系统障碍有所改善。

最客观的改变为腹部皮肤颜色和硬度：未治疗前色暗皮肉甚硬，经过一段时间治疗，主要因揉章门穴，使脾脏的堆积物较顺利排出，随着症状改善，腹色变正常而皮肉明显变软。

在治疗初期，针刺阳陵泉、章门等穴时指下的感觉很空虚，由长期服用激素导致经络疲劳而致。在此强调：长期服激素、抗生素及抗抑郁药往往可导致经络疲劳或紊乱，因此影响针灸疗效。除了药物原因外，过度或不当的针刺治疗（即取穴过多或针刺手法过度剧烈）也能导致经络疲劳或紊乱。经络疲劳表现为针感差，一般需要很长时间才有一点得气感或一直没有针感，而经络紊乱则会出现扎针时疼痛或针感方向不对。无论经络紊乱还是经络疲劳，都有经络诊察时察不到任何异常反应的可能性。凡是遇到这样的情况必须先用针灸来调整经络，使经络功能恢复正常，然后再进行治病。经络紊乱者，针四关加三阴交；经络疲劳者，灸气海（男）或关元（女），加针三阴交，甚者灸神阙。经络功能恢复则针感改善，疗效也随之提高。

治疗过程中，一至六诊取两组腧穴：尺泽、阴陵泉、阳陵泉、足三里；太白、建里／灸神阙。第一组穴为病经及与病经有关的合穴，能调节气机。第二组穴为足太阴经原穴与任脉两穴，有温阳补气益元的功能，以恢复经络疲劳的状态。

七至九诊以内关、公孙、章门、神阙为主穴治疗。公孙、内关为奇经八脉对穴，通阴维脉和冲脉。阴维脉能维系调理阴经；冲脉为"血海"。内关配公孙能治疗胃心胸中的瘀滞，主治包括肠胃病。章门为脾募脏会，灸神阙可温中益气。

后续治疗从脾胃入手，取相应募穴、背俞穴、下合穴及肝脾肾三阴经原穴，温补阳气，呕吐、恶心症状逐渐减缓，腹部变软，经水亦畅，脾胃阳气渐渐回复。本例调治 50 次方获好转，实属不易！

# 噫气

## 案23：王某，女，44岁

初诊：2012 年 6 月 9 日。

主诉：噫气频发 15 天左右。

症候：噫气频发，吞咽时可静止，食后易发作。自述气从心下上逆至咽，矢气多。余正常。经期第 2 天右少腹痛。苔白略腻。脉沉弦。

经络诊察：足少阳经、手太阴经、阳明经、督脉（至阳有浮络）异常。

辨经：阳明经。

选经：阳明经、督脉、少阴经。

选穴：至阳（点）、合谷、上巨虚、照海、内关。

**二诊：**针后第二日未发。今日又噫气。点至阳，针膻中、内关、照海、巨阙。

**三诊：**噫气已消失。右侧少腹跳动。针膻中、巨阙、内关、照海、右维道。

**疗效：**有效。但治疗 3 次未追访。最终效果不明。

## 【医案解读】

噫气一般是轻微的声音，来源于深部，属脾的病；嗳气声音大属胃的病；呃逆指横膈的问题，属肝的病。患者表现为噫气，声音较嗳气小，察经时应该在足太阴经发现异常。但经络诊察的结果反而未发现足太阴经异常，经经诊察的发现与症候结构不相符。这种情况下可按症状取穴，或舍脉从症，或舍症从脉。此例舍症从脉取至阳、合谷、上巨虚、照海、内关。这种情况可能属于奇经八脉的范围，所以加内关（配照海）。针后噫气两日未发作，二诊之前又发作，去合谷、上巨虚，加巨阙、膻中。至第三诊噫气已消失，去至阳。

至阳，是督脉的腧穴，跟横膈相对。由于噫气亦与横膈有关，取至阳能调节横膈病变，也能理解为有降逆理气作用。常用它治疗四种病，①纵隔疾病，如胸痛、咳嗽、呃逆、心悸等；②胃病，如溃疡、慢性胃炎、胃本身的异常；③横膈疾病，如呃逆、心悸等；④血分疾病，如面部痤疮。

合谷是手阳明经原穴，上巨虚是足阳明经的穴位并且为大肠的下合穴。因为噫气常与脾胃气机的升降异常有关，取阳明经的穴位能调节胃气。

内关为手厥阴心包经的络穴，也通阴维脉，能维系调理阴维，联系沟通内脏的营养，可通络理气，和胃降逆。照海，通阴跷脉，阳缓阴急时，可协调平滑肌的蠕动，如食道异常蠕动产生的噫气。

后加用巨阙、膻中也因为它们的解剖位置，膻中位于横膈上，巨阙位于横膈下，因此能缓和横膈痉挛。两个穴皆属任脉，也是募穴，能加强本脏排除代谢物、吸收营养的循环。巨阙是心的募穴，能理气和胃，能治噫气。膻中为心包的募穴，亦可理气宽胸，亦可治疗噫气。

# 诊后絮语
## 消化系统疾病选穴体会

消化系统疾病的症候有虚亦有实，但临床常见虚实夹杂。治疗时先按照急性、慢性与虚实的关系来决定应该先从哪个思路下手。

消化系统疾病常见的症状包括打嗝，中医分之为三种：嗳气、噫气及呃逆。嗳气的声音较大，感觉似从胃上来，属胃的病变。噫气的声音较小，声调较低，感觉似从食道上来，比嗳气浅，属脾虚的证型。呃逆为节奏性、间隔性的高调声音，每股声音时间较短，由膈肌痉挛所致，属肝气滞的证型。

募穴能帮助脏腑排除本脏腑的堆积物（代谢物）以便于其功能恢复，故章门和胃募中脘常用于治疗消化系统疾病。

五输穴中的合穴对消化系统疾病有很重要的治疗意义。《难经·六十八难》曰："合主逆气而泄。"确认诸合穴能调整气机降逆。《灵枢·顺气一日分为四时》曰："经满而血者，病在胃及以饮食不节得病者，取之合，故命曰味主合。"《灵枢·邪气脏腑病形》提到："荥输治外经，合治内腑。"因此，在以上病例的治疗上都不能缺少合穴。

消化系统病症常取足三里。足三里是一个很特殊的合穴，为土经之土穴（本穴）、胃经之合穴、胃之下合穴、肚腹总穴、水谷之海穴及马丹阳天星十二穴之一。《针灸甲乙经·脾胃大肠受病发腹胀满肠中鸣短气》有记载，足三里能治疗各种各样的脾、胃、大肠病的症状。《针灸聚英》记载它能治疗："胃中寒，心腹胀满，肠鸣，脏气虚惫，真气不足，腹痛食不下，大便不通，心闷不已，卒心痛，腹有逆气上攻，腰痛不得俯仰，小肠气，水气蛊毒，鬼击，疰癖，四肢满，膝胻酸痛，目不明，产妇血晕，不省人事。"秦承祖云："诸病皆治。"华佗云："主五劳羸瘦，七伤虚乏，胸中瘀血，乳痈。"由此可见，足三里不仅能治疗脾胃病而且也能治疗其他疾病，常灸之亦具有养生之效。足三里在经典医籍中提到的主治太多，在此无法都写出，医者也无法都记下，只要懂得怎样把经络理论、经络诊察及症候结构结合起来就知道何时该取足三里了。

## 足三里的取穴方法

针灸教材书描述足三里的取穴法为"犊鼻下三寸（用患者的食、中、无名、小指四指量），离胫骨外缘一横指处"。但在此针刺不仅针感不理想而且疗效不明显或无效。案 16 的按语已提到，经脉腧穴须切循而得之，不可死板地度量而得之。

《针灸聚英》曰："三里，膝下三寸，胻骨外廉大筋内宛宛中，两筋肉分间，举足取之，极重按之，则跗上动脉止矣。"受此经典论点的启发，我在临床反复试验后发现足三里应在胫骨粗隆下缘外侧，在胫骨前肌与趾长伸肌之间取之。足三里离胫骨外缘的距离，在教材书里都写成与食指同宽，但这样取穴并不确切，根据胫骨前肌的宽窄，每人不同；一般走路多者或小腿短粗者较宽，走路少者或小腿细长者则较窄。按此针刺，能感觉针感往下循经直到外踝关节，在临床治疗中针感常传至足背或足大趾尖部。

足三里是个"大穴"，能治疗很多种疾病，尤其是消化系统疾病，包括虚证、实证、慢性病、急性病，如果取穴不准，将会明显地影响针感和疗效！

# 尿频

## 案24：赵某，女，53岁

**初诊：** 2011年7月16日。

**主诉：** 尿频、尿热感1个月。

**症候：** 尿频，尿灼热感，饮食、睡眠可。苔白厚有裂纹；脉滑数。另，左手指麻木4个月；1989年患红斑狼疮，服药控制。

**经络诊察：** 手太阴经、少阴经、手太阳经异常。

**辨经：** 病在少阴经。

**选经：** 以足少阴经为主，加任脉募穴。

**选穴：** 中极、照海、左复溜。

**二诊：** 尿频、尿热症减。取中极、照海。

**三诊：** 尿频已好。再取中极、照海巩固疗效。

**疗效：** 共3诊；属临床痊愈。

### 【医案解读】

《诸病源候论·淋病诸候》曰："诸淋者，由肾虚而膀胱热故也。膀胱与肾为表里，俱主水。水入小肠，下于胞，行于阴为溲便也。肾气通于阴，阴津液下流之道也。若饮食不节，喜怒不时，虚实不调，则腑脏不和，致肾虚而膀胱热也。"

此病例的症候与经络诊察互参说明少阴"枢"的功能有障碍，致使热邪内闭；少阴"枢"异常引起太阴不能"开"，而致水湿停留。湿和热混合导致湿热下注于下焦，故尿频、尿热。属于足少阴经的病变。尿频，舌苔白厚，脉滑，加上手太阴经异常，说明太阴气机亦有障碍，引起湿气停留（太阴主水气的运行）。舌有裂纹，提示热已伤阴或患者有阴虚体质。

阴虚同时有热证说明阴阳不调，故取调整阴阳平衡的照海，其穴名指肾的真阳为水中之火，即需要足够的肾阴才能平衡阴阳（《针灸穴名解》）。本穴既能滋阴补肾，又能通调二便，故常用于治疗泌尿系疾病。

王居易／针灸医案讲习录

照海不仅为足少阴经的腧穴，能调利下焦，滋阴泻虚火，它亦为阴跷脉的交会穴。阴跷脉主内脏肌肉运动平衡，故照海穴又能调整内脏各器官的蠕动，包括泌尿系统器官平滑肌的蠕动。动物实验证明，照海穴能加强输尿管蠕动（《针灸穴名解》）。《针灸聚英》中对照海穴列出的主治包括"小便淋沥"。中极为膀胱的募穴，通于足三阴经，能利下焦，祛膀胱湿热。

多数针灸医生因习惯往往会直接取足太阳膀胱经的腧穴来治疗尿频、尿热。但如热证为阴虚引起或患者本身有阴虚体质，加上经络诊察发现足少阴经异常者，必须滋阴补肾，而阴经偏补，取与足太阳相表里的足少阴肾经照海穴更为适合。如尿频、尿热由实热引起，可取相关的阳经来泻实热，即足太阳膀胱经腧穴更为适合。

一诊针刺治疗时，照海针感差，加复溜。复溜在有些情况下能够代替照海的功能（滋阴等），而当一个腧穴针感差时可取同经的邻近腧穴。二诊治疗仍取中极、照海，加上左尺泽。患者另外一个主症为左手拇、食、中指麻木，所以取左侧尺泽，而作为手太阴经的合穴尺泽也能调整太阴气机来祛湿，对尿频的主症也有好处。

---

## 案 25：陈某，女，57 岁

**初诊**：2012 年 9 月 1 日。

**主诉**：尿频、尿急 3 年。

**症候**：尿频、尿急 3 年，近日加重。每次需使用抗生素方可缓解，但遇寒则发，伴小腹抽胀、发热。曾有血尿，偶伴腰部胀痛。余可。苔白少津有裂纹，脉沉滑。

**经络诊察**：太阴经、手太阳经异常。

**选经**：太阴经、任脉。

**选穴**：尺泽、阴陵泉、中极、列缺。

**二诊**：尿频已轻，已可憋尿。穴同上。

**三诊**：尿频、尿急均消失。现症腰骶酸痛感，下肢胀。取次髎、膀胱俞、太溪。

**疗效**：治疗 3 次，尿频、尿急消失。

【医案解读】

治疗时患者以尿频、尿急为主症。经络诊察发现太阴经和手太阳经异常。取太阴经与任脉。太阴经为在里之出，主开，对内控制水湿的代谢，可利水化湿。尺泽、阴陵泉为太阴经的合穴，可行气化湿。任脉主一身之阴，循行于少腹部与盆腔，能治疗此部位的病变。中极不仅是任脉的腧穴亦属膀胱之募穴，可增强本脏的功能，促进本脏代谢物的排除和营养物的吸收。列缺属太阴经的络穴也通任脉，可宣肺、利水、通络，常用于治疗女性泌尿系感染。

# 尿不畅

## 案 26：弗某，男，53 岁

**初诊**：2011 年 6 月 16 日。

**主诉**：尿不畅 6 个月。

**症候**：尿不畅，苔白、少津、舌暗，脉弦略数。有高血压史，血压 140/（90~100）mmHg，饮酒后血压升高。有饮酒嗜好。

**经络诊察**：手厥阴经、足厥阴经（郄门深部有结节，常出现心区不适）、手太阴经（经渠有结络）、手少阴经（神门有结络）、手足太阳经（通谷有结络，京骨有结节）异常。

**辨经**：病在太阴经。

**选经**：厥阴经、太阴经。

**选穴**：内关、蠡沟、经渠。

**二诊**：选穴同上。

**三诊至六诊**：尿较前为畅。睡眠差。取通里、太冲、中极、大钟（第五诊改为照海）。

**七诊至九诊**：尿较前畅，未痊愈。取中极、大赫、太冲、通里、照海。

**疗效**：治疗 5 次之后尿较通畅，再巩固治疗 4 次，尿已通畅。属临床痊愈。

**【医案解读】**

患者除了尿不畅之外无明显症状，可是经络诊察却发现了问题。患者手厥阴经在郗门下的深部有一个硬结节，说明过去心肌出现过问题，如心肌的一小部分梗死。患者舌暗，亦表明心肌异常。因此建议患者少喝酒，注意预防心脏病发作。

经渠为手太阴肺经的经穴，可行太阴经气，加强肺通调水道的功能，可治疗尿不畅。内关、蠡沟为手足厥阴经的络穴，治疗范围较广，可通透血络，缓解与厥阴经有关的高血压。内关通络理气，和胃降逆，也能疏通心肌血络，缓解经络诊察发现的心肌问题。蠡沟位于内踝上5寸，传统取穴在胫骨面上，有一部分人取在胫骨后缘，但笔者认为取穴时必须从太溪往上沿着胫骨边缘推，第5个肉节凹陷处就是。此穴跟筋膜与肌肉分布有关，有比较丰富的淋巴管网。蠡沟通络调经，可治月经不调，心功能亢进。

第二诊，因无明显变化加中极。中极为膀胱的募穴，也为足三阴经、任脉之会，针此穴可把本脏的代谢物排出去。中极也治泌尿系感染、前列腺病、阳痿、遗精等病。

第三、四诊取通里、大钟、太冲、中极。患者尿不畅无明显变化，睡眠差。一般治疗一两次而无明显好转，就要重新考虑对本病的诊治是否欠妥。通里和大钟都是少阴经的络穴，所以可通少阴经之络。

大钟位于内踝下缘向后，斜刺，可通络清热、宁心肾。按大钟的循行，此络脉络于膀胱，"当踝后绕跟，别走太阳"（《灵枢》），能治尿不痛快、泌尿不畅、尿结石、输尿管结石、尿潴留、老年痴呆等症。

通里位于尺侧腕屈肌的桡侧缘，每个人的位置不太一样，在腕横纹上1~2寸有一个松软、塌陷的地方，在血管边上，能用手指摸到；针刺时针感可到达手指，有调心系、通心络、通脑络、通舌络的功效，治失眠、心脑血管病。通里配大钟在古书记载能治失眠，"倦言嗜卧，往通里、大钟而明"（《百症赋》）。

太冲是足厥阴经的原穴可温养阴血、补肝血，能治肝阴不足导致的高血压。厥阴经在三阴经主阖，主阴血，有疏泄、解毒功能，过度饮酒时导致疏泄减弱，血络不通畅，可引起肝阳上亢。本例初诊和二诊先取了厥阴经的络穴通厥阴经的血络，之后再取太冲效果更好。

第五、六诊尿不畅减轻之后，大钟改为照海。照海通阴跷脉，配合通里时能通脑络、安神宁志，治失眠和缓解高血压对脑络的损害。

第七、八、九诊加大赫加强中极利尿的作用，大赫为足少阴肾经的腧穴，肾主水、主二便，按解剖位置大赫在中极旁开0.5寸，大赫临近膀胱，与中极有协同作用，针刺后尿通畅。

# 遗尿

### 案27：刘某，女，57岁

初诊：2011年9月15日。

主诉：遗尿5年。

症候：蹦跳时遗尿，晨起腰胯拘急明显。

经络诊察：少阴经、太阳经异常。

辨经：病在少阴经、太阳经。

选经：任脉、足太阳经。

选穴：膀胱俞（隔姜灸6壮）、关元、带脉、中极。

二诊：症渐减。针关元、中极、维道。

三诊：蹦跳时已不遗尿。腰阳关隔姜灸6壮，针中极、天枢、关元、维道、水分，点委中。

疗效：共2诊；属临床痊愈。


【医案解读】

患者开始因腰痛不能屈与少腹不适求诊，治疗两个月，腰痛及少腹症已好转。患者的腰痛与遗尿皆属肾虚寒证，故除了中极、膀胱俞外又取关元以补下元之气，并灸膀胱俞和腰阳关。肾与膀胱相表里，肾虚往往导致膀胱病变，导致膀胱括约肌收缩功能变差。另，腰痛不能屈且少腹不适涉及足少阳经，因为足少阳经与足厥阴经相表里；足厥阴肝主筋，它通过足少阳经来控制肌肉、肌腱及韧带的伸拉与收缩（肌肉、肌腱、韧带皆属于"筋"的范围），故取带脉、维道。水分为任脉腧穴，能分利水湿，常用于湿气积聚之病变。《针灸聚英》曰："穴当小肠下口，至是而泌别清浊，水液入膀胱，渣滓入大肠，故曰水分。"

# 诊后絮语

## 照海、三阴交的取穴方法

### 1. 照海的取穴方法

关于照海穴的定位，《针灸甲乙经》描述："照海，阴跷脉所生，在足内踝下一寸。刺入四分，留六呼，灸三壮。"《灵枢》曰："跷脉者，少阴之别，起于然谷之后……"在此，"然谷之后"指照海穴。

现代针灸学教材皆把照海穴的定位写成"内踝高点正下缘凹陷处"（《针灸学》），或"内踝下缘下0.4寸"（《杨甲三针灸取穴图解》）。笔者经过多年的临床实践发现，按照此方法取照海穴缺乏疗效。笔者反复地阅读经典后才理解了照海穴准确的取法：先从内踝高点往下画一条竖线，从舟骨粗隆下缘（即然谷穴）往后画一条横线，两线交接处代表照海穴的大概位置；再用拇指在交接处按压，在前后循摸出两条筋，前者为趾长屈肌，后者为蹈长屈肌，在这两条筋中间是照海穴。这样寻找照海穴时一定要记住，"上有骨，下有肉，前后有筋"。

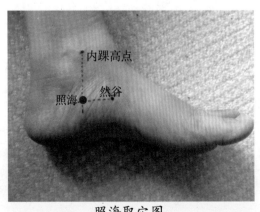

照海取穴图

### 2. 三阴交的取穴方法

三阴交的正确取穴法与大多经穴取法相同。三阴交的定位，按照教材所述在胫骨上 3 寸，胫骨后缘。《灵枢·经脉》中对经络的结构这样描述"骨为干，脉为营，筋为刚，肉为墙"。因此笔者认为三阴交在取穴时应循摸到内踝上第三个肉节的上缘。

## 关于泌尿系统疾病的讨论

诸多泌尿系统疾病，一般取膀胱募穴（中极）治疗，再根据具体经络诊察和辨证加减。小便不禁、夜尿、遗尿、尿床者，多为阴盛阳弱的虚寒证，必须补阳化水，除膀胱募穴与三阴交之外，可取督脉及足少阴经与足太阳经（水之相表里经）并可加灸，即命门、肾俞、膀胱俞等。若肾虚明显可加肾俞。尿床者，可取中极、三阴交；若半夜有尿不知醒来，可加神门。小便不通兼有热证者，一般属于膀胱与肾有热，可取中极、照海等。小便数者（尿频），为膀胱与肾俱虚，而兼有热邪，亦可取中极，再根据具体经络异常来加减，虚实同治。

# 带状疱疹

## 案28：刘某，女，58岁

初诊：2011年2月12日。

主诉：带状疱疹3天。

症候：左侧腋下（大包、期门处），红肿痛痒。

经络诊察：少阳经异常。

辨经：少阳经湿热毒。

选经：少阳经、足阳明经。

选穴：四渎、足临泣、支沟、阳陵泉、关冲、龙眼（放血）。

中药处方：柴胡10g　胡黄连10g　当归6g　　白芍10g

枳壳6g　　炙甘草6g　　龙胆草6g　木通6g

栀子6g　　连翘10g　　防风3g　　青皮6g　　（3剂）

二诊：症已缓。取左侧支沟、阳陵泉、足临泣、内庭。

三诊：大便不畅。穴同前，加天枢。

2月22日追访，仍有少量小丘疹，基本不疼不痒。

疗效：共3诊；属临床痊愈。

【医案解读】

此案病程短，病机、辨证、辨经均简单，故主要取病变经脉。带状疱疹一般表现为少阳经火毒或湿毒，常用外关、足临泣来清泄少阳。患者同时有便秘，此为少阳气滞兼有阳明热盛，因此取支沟、阳陵泉疏泄少阳，再加足阳明经荥穴内庭，大肠募穴天枢，泻阳明热通便。

中药处方为龙胆泻肝汤合四逆散加减，清泄肝胆湿热，疏解肝郁。

注：龙眼穴为治疗带状疱疹的经外奇穴，在手太阳经路线上，位于小指尺侧第2、3骨节之间，握拳于横纹尽处取穴。奇穴的部位、名称甚多，未能完全统一，笔者临床很少用奇穴，此为例外。

按语：带状疱疹的针灸治疗重要的是辨清部位和相应经络的异常状况，才能取得较好疗效，治疗取穴没有不变的穴组。

**案29：李某，女，28岁**

初诊：2012年7月4日。

主诉：双侧胁肋部疼痛，伴束带感2个月。

症候：患者2个月前出现双侧乳房下散在水疱，伴疼痛，未予特殊处理。水疱消失后出现双侧胁肋部疼痛伴束带感，左侧为重，夜间尤甚，前胸部麻木，阵发憋气及呼吸困难，予针灸、放血拔罐后稍缓解。舌淡胖，质暗，苔白，脉弦滑。诊为带状疱疹。其他西医诊断包括2型糖尿病、糖尿病肾病、高脂血症、尿路感染、神经性外阴痛、阴道炎。

经络诊察：太阴经、手阳明经、手少阳经异常。

辨经：病在少阳经、带脉、太阴经。属湿热内郁兼有气虚型带状疱疹。

选经：督脉、足少阳经、足太阴经、足阳明经、阴维脉、冲脉。

选穴：前顶、地五会、足窍阴（放血）。

一诊针后胸胁肋疼痛立刻减轻。

二诊：阵发性串痛，以乳房下为甚，尿黄，苔白厚，脉沉。湿热内郁，病在奇经、太阴经。取前顶、阴陵泉、内关、公孙、足临泣。

三诊：经治后其双侧胁肋部疼痛发作频率较前降低，前胸部麻木较前缓解，阵发憋气及呼吸困难偶作。取前顶、内关、足三里。

疗效：共3诊；属显效。

**【医案解读】**

本例与案28相比，病程较长，病机较复杂，牵连经脉较多。从病位来看，带状疱疹多为侵入足少阳经与带脉的湿热毒，故取足少阳经的井穴、地五会及带脉交会穴以清热解毒。从症候结构与舌象来看，患者体质虚，太阴气虚不能上升，湿浊停留不化，卫气不足以抗火毒，故取足太阴、足阳明相表里经的合穴。合穴有调整气机的功能，足三里又能补气提气。内关、公孙为阴维脉与冲脉的交会穴，同取对胸部有行气活血的作用。

前顶穴在此有特殊作用，能补气升清化浊、清热解毒敛阴，适用于治疗各种虚性病证，包括眩晕、头痛、虚型带状疱疹等。另外，前顶也能清六腑热毒。

**案 30：王某，女，59 岁**

**初诊：** 2013 年 7 月 24 日。

**主诉：** 左胁下片状尖锐红疹 1 周，略痛。

**症候：** 带状散发红疹，苔腻，脉滑。

**经络诊察：** 太阴经、足厥阴经异常。

**辨经：** 太阴经。

**选经：** 太阴经。

**选穴：** 左侧尺泽、阴陵泉、公孙。

**二诊：** 带状疱疹延及左腹部，伴痛，累及太阴经、阳明经腹部经脉。伴烦躁。苔白厚略燥。取左侧厉兑、内庭、阴陵泉、公孙、血海，后加左商丘。

**中药处方：** 败酱草 10g　连翘 10g　　龙胆草 3g　赤芍 6g

丹皮 6g　　蒲公英 10g　柴胡 6g　　黄芩 6g

甘草 6g　　栀子 3g　　（5 剂）

**三诊：** 带状疱疹渐收。疱疹两端刺络放血（血罐），针商丘、内庭、公孙。

**中药处方：** 蒲公英 10g　连翘 10g　栀子 6g　赤芍 10g

丹皮 6g　　柴胡 6g　　黄芩 6g　马尾连 3g

甘草 6g　　（5 剂）

**疗效：** 治疗 3 次后明显好转，疼痛消失，疱疹、红斑明显消退。

【医案解读】

　　患者 1 周前左胁下开始出现片状红疹，痛不甚，误认为虫咬，未引起重视，现红疹略痛。按审视的诊察法难以辨清红疹属足太阴经或足少阳经。通过经络循推发现病症属足太阴经，足少阳经未发现任何异常，此例带状疱疹应为湿毒导致，取患侧尺泽、阴陵泉行气化湿，患侧公孙化湿清热。

　　二诊患者自诉疱疹本向背后延伸，针刺以后未再向后走，反而开始往腹部足阳明经延长。说明毒火还未完全清除。疱疹处疼痛感加重。根据审视判断疱疹转到阳明经，患者也有阳明经实象，如脉滑数，舌苔厚。决定取患侧内庭、厉兑为主穴清阳明经之热，取患侧阴陵泉、公孙、血海调理太阴经湿热。厉兑放血数滴，血色较淡，热象不明显。

针刺以后触摸疱疹处，患者自述疼痛无变化。随后循按患侧商丘穴，发现有异常。针刺此穴位以后，再次触摸疱疹处，患者疼痛感顿时消失！说明湿毒还在太阴经，没有进入阳明经。为什么取商丘呢？本来认为热毒在阳明经，如果判断正确，针刺内庭、厉兑能立刻缓解症状。但事实上，没有效果，而且放血的颜色较淡，说明没有热象。所以重新考虑热毒仍在太阴经。按照五输穴五行生克理论来调理，参照实则泻其子的原则，取足太阴经的经金穴商丘，立即出现的效果亦证明此推测是正确的。

三诊疼痛已基本消失，仅在疱疹两端（两头）略微有痛感，在两端放血拔罐。针刺商丘、内庭、公孙以清热毒。

治疗3次以后疼痛已消失，疱疹和红斑的颜色变淡、面积减小，没有出现新的疱疹。此则医案再次说明经络诊察的重要性。若按常规治疗，只采取审视来判断疱疹的部位，容易误诊为足少阳经病变，但经过经络循推却发现属足太阴经，因此临床治疗必须先确定病变的经络，再按照腧穴的性质取穴才能有效。

## 麻木

### 案31：某男，41岁

**初诊：** 2011年5月12日。

**主诉：** 突发性左臂失用（麻木）半年。

**症候：** 发作性左上肢麻木，伴左面麻木、头昏、汗出、乏力，约每周发作1次，已半年。苔白中部有裂纹，舌质暗；脉滑。从2011年3月起发作频繁。经X线、核磁、心电图、脑电图等检查未见异常。2009年5月因嗅觉消失而行鼻腔内息肉切除手术，术后嗅觉恢复，不久又失去嗅觉。

**经络诊察：** 左手太阴经、阳明经、太阳经异常。

**辨经：** 左手太阴经、阳明经、太阳经。属臂厥。

**选经：** 先取手太阴经、手阳明经，后加少阳经、太阳经、厥阴经。

**选穴：** 太渊（左）、手三里（左，灸）。

**二诊：** 症状无改善且加重，上周发作3次，左后头部也出现麻木（少阳经循行路线）。察经：左腕骨有结节，左风池、脑空、地五会压痛，病已转至少阳经，取穴：左风池、脑空、阳池、丘墟、地五会。

**三诊：** 治疗后游泳即感左肩肘酸，手腕僵硬。取少阳经、太阳经调治，灸左膏肓、阳谷、阳池各15分钟，针左风池、阳池、外关。

**四诊：** 前症未再发作，但头面时麻，左手臂发木。针左侧天柱、悬颅、太阳、合谷（左），灸左侧阳池、外关。

**五诊、六诊：** 自前次治疗后至此次就诊面麻未出现。仅有轻度异常感觉，手背麻木减轻；左手掌面手指部胀、僵硬。取天柱（先分筋）、左大陵上。

**七诊：** 面麻、指胀皆渐缓解。取天柱、内关、悬颅。

**八诊：** 诸症已消失。取天柱、内关、悬颅。

**九诊：** 患者说昨晚左后头麻10秒左右，余正常。取左天柱、玉枕、阳谷。

**疗效：** 共9诊；属临床痊愈。

【医案解读】

从本病案可以较清楚地了解关于"疾病反应"的概念。"疾病反应"指在治疗过程中有时候会有一段时间症状突然加重，过后就明显缓解的现象。本病例就诊时只有手太阴和手阳明相表里经为主要的变动经脉，故一诊只针左侧太渊，并灸左侧手三里。二诊时症状加重，出现明显的"疾病反应"，经脉异常也出现变化，大部分已开始向少阳经转移，所以二诊配穴马上根据经络状态进行调整，既取病位局部的腧穴，又取了病经的远端腧穴和原穴。根据这一思路进行治疗到第四诊，"疾病反应"开始消失。

分析这种反应类似一个人想从一个非常拥挤的公交车上下来的过程中，必须推动挡住车门的人，有时候免不了会推倒一两个人，甚至有可能因为推来推去打起架来。推倒人或跟人打架带来的痛苦就像在针灸治疗期间经络正在调整或祛邪的过程。

另外本病在四诊时出现面部症状，所以加了合谷（《四总穴歌》"面口合谷收"）。值得提出的是，在针颈部天柱穴针感不明显时，先使用拇、食指甲结筋（见第191页诊后絮语详解），加强面部和手臂针感。

最后需要提出的是，此患者从开始治疗时，一直怀疑针灸能否治好他的病，最后通过针灸治疗诸症状已明显减轻，达到不可思议的疗效——

临床痊愈。针刺疗法对小儿、动物（小儿和动物都没有偏见）以及怀疑者都能起作用，说明针灸疗效不是一种安慰剂的作用。

---

### 案32：程某，女，53岁

**初诊：** 2010年4月20日。

**主诉：** 手指麻木发胀3个月。

**症候：** 左手拇、食、中指麻木发胀3个月，晚上尤重。天冷额部有时发沉。苔薄舌淡，脉右滑，左沉。

**经络诊察：** 手太阴经、手阳明经、手厥阴经异常。

**辨经：** 病在手太阴经、手阳明经、手厥阴经。

**选经：** 手太阴经、手阳明经、手厥阴经。

**选穴：** 左侧尺泽、足三里、合谷。

**二诊：** 左手麻木明显减轻，胀痛不明显。脉滑，左沉渐缓。取左太渊、列缺、手三里。

**三诊：** 左手偶尔麻木。选用左侧太渊、孔最、内关。

**四诊：** 拇、食、中指仅偶尔发麻。单独取左合谷。

**五诊：** 手指已不麻木。经络诊察发现手足太阴经与足阳明经异常。取尺泽、阴陵泉、足三里。

**六诊：** 手臂麻木已消失。手足阳明经、太阴经异常而无脾胃症候。穴同前，加孔最。3个月以后追访，手指不麻木，无明显不适，属临床痊愈。

**疗效：** 共6诊；属临床痊愈。

---

**【医案解读】**

此病例较案31轻，病程较短，属于单纯的经络不通。根据麻木发胀的具体位置，即拇、食、中指，可知道病经为手太阴经、手阳明经、手厥阴经。症状晚上尤重，舌质淡，表示虚证，即由虚引起的气滞血瘀。

一诊选患侧手太阴经与足阳明经的合穴来调理本经的气机，取多气多血的手阳明经的原穴来温阳益气通经络。二诊以手太阴经的原络穴来温补经气通络，配手阳明经的手三里加强补虚的功能。三诊选取的三个穴分别为手太阴经的原穴、郄穴，以及手厥阴的络穴。之后症状明显减轻，选取异常经脉调治巩固疗效。本案属于典型的选取病变经脉进行治疗获效的案例。

# 面瘫

### 案33：李某，男，68岁

**初诊**：2009年12月3日。

**主诉**：左面麻痹6天。

**症候**：初起左项（太阳经）僵硬，继则左目不适，流泪，继而左面部麻痹，左侧项、颔、目下及耳痛，面麻木。左目闭合不全，额纹变浅，鼓腮不能，口向右歪。苔白腻而滑。脉右弦滑，左沉滑。余正常。

**经络诊察**：太阳经、手太阴经、手阳明经异常。

**辨经**：病在太阳经、阳明经。

**选经**：太阳经、阳明经。

**选穴**：至阴（放血）、天柱（左）、通天（左）、腕骨（左）、合谷（左）、偏历（左）。

**二诊**：头痛、流泪已轻。唯头顶、面颊、下颔胀木。左少泽放血，针左天柱、左合谷、左养老、左足三里。

**三诊**：病在太阳经、少阳经。双少泽、关冲放血12滴。针左完骨、左攒竹、左偏历、左足三里、左手三里。

**四诊**：阵发性左侧太阳穴痛，双面颊麻木，左足趾麻。针风池、手足三里、玉枕、天柱、承浆、左鼻窦上、内地仓透颊车、偏历。

**五诊**：左侧头仍阵发性胀痛。余症已减。同前诊方案，减风池、左偏历，加至阴、左温溜、左大迎。

**六诊至十诊**：面麻已明显好转。配穴基本相同，以天柱、四关为主穴。随症有加减。

**疗效**：经10次针灸治疗痊愈。

【医案解读】

患者以前曾得过周围性面神经麻痹（口僻），经治疗痊愈。今年又患此病，但出现在面部另一侧。遇到面瘫患者，要先了解具体病情和病史，然后仔细观察瘫痪部位，比较患侧和健侧。要求患者：①皱眉，观察两眉之间的皱纹；②抬眉，观察前额皱纹；③闭目，观察是否可闭目和眼睛的皱纹；④耸鼻，观察鼻唇沟；⑤撅嘴，观察口唇沟，口的歪斜程度；⑥鼓气，观察鼻唇沟歪斜的程度；⑦闭嘴，观察是否漏气。患侧一般无皱纹或皱纹不明显。观察皱纹可帮助医生了解治疗过程中的进展情况。因此每次治疗前先察皱纹，记录是否有变化。

本案进行经络诊察以患侧的经络为主。但需检查双侧经络才可以帮助准确辨经。重点要检查头项的经络，尤其是乳突部是否疼痛或手下是否有异常感。乳突疼痛最常见于天柱、风池、完骨等腧穴，但也能在玉枕、脑空、瘈脉、风府、大椎等处出现，必须仔细触摸，若发现异常疼痛，则先针此部，而不针面部的穴位。乳突炎性疼痛缓解之后再治面瘫后遗症。此患者左天柱异常，说明仍在急性期。

在经络诊察中发现太阳经和阳明经异常。太阳经主开，主一身之表，承接化解寒邪。此患者由于疲劳过度，太阳经阳气虚，风寒邪侵入，寒邪凝滞，太阳经不畅导致口僻、头项痛、耳痛等症。阳明经循行于面部，阳明经筋的松弛与口僻有直接联系（口眼歪斜）。《灵枢·经筋》写道："足阳明经筋：足阳明之筋……上颈，上挟口，合于頄，下结于鼻，上合于太阳。太阳为目上纲，阳明为目下纲。其支者，从颊结于耳前。其病：卒口僻（口角歪斜），急者目不合，热则筋纵、目不开。颊筋有寒则急，引颊移口；有热则筋弛纵，缓不胜收，故僻。"阳明经主阖，外邪先侵入太阳经，继则导致阳明经的郁热于内，引起口僻症状。

患者的太阳经和阳明经异常，取腕骨和合谷可促进两条经络的原气运行，温阳解表、疏通本经。腕骨穴位可变动，因此要仔细触摸。腕骨为手太阳经的原穴，可温阳益气，可治与太阳经有关的面神经麻痹症状。合谷为手阳明经的原穴，阳明经在三阳主阖，多气多血，行气作用强，它的作用较广，能温阳解表，温阳益气。配偏历可把本经的原气宣发于本经的络脉，通达到更广泛的部位。

二诊耳痛、项痛、头痛等急性症状已减轻但仍未痊愈，故在井穴少泽放血。患者亦有头胀木，乳突部仍有炎症，则取天柱加玉枕散太阳风邪，升阳气。养老为手太阳经的郄穴，能调节本经经气，可清头明目，治项背痛。

三诊之后急性症状基本减轻。面麻、乳突部炎症亦减轻，则可取面部腧穴。局部选穴以皱纹检查与其他症状决定。先治疗最明显和较重的后遗症，先取鼻窦上（治鼻窦旁麻）、承浆（治口歪斜）、内地仓透颊车。重新察经络，三阳经皆异常。配合谷、温溜、天柱、腕骨、束骨、太冲治疗，太冲为足厥阴经的原穴，厥阴经在三阴主阖，主阴血，可使全身气血输布开，从而调理经络，治血虚导致的面麻、手指麻。十诊之后，症状消失，笑容自然。

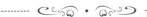

## 案34：徐某，男，39岁

**初诊：** 2010 年 10 月 24 日。

**主诉：** 左面麻痹 23 天。症由耳后带状疱疹引起。

**症候：** 耳内痒，乳突后痛，感觉面麻。苔白淡，脉沉细。

**经络诊察：** 手阳明经、手少阳经。

**辨经：** 病在左侧阳明经、少阳经。

**选经：** 左侧阳明经、少阳经。

**选穴：** 全部取左侧腧穴。完骨、足三里下 1 寸、阳池、外关、地仓透颊车、头维、颔厌。

**二诊：** 耳部带状疱疹已渐收。左面额纹消失，鼓腮不能。针左侧阳白、四白、颔厌、颊车、下廉、阳池（加灸）、中脘、足三里下 1 寸。

　　中药处方：黄芪 15g　桂枝 6g　　柴胡 6g　　僵蚕 6g

　　　　　　　地龙 6g　连翘 10g　　公英 10g　　天麻 10g

　　　　　　　全蝎 3g　蜈蚣 3条　　白芷 6g　　（7剂）

**三诊：** 左面麻痹 36 天。鼻唇沟消失，鼓腮不能。针左侧颔厌、阳白、地仓、承泣、手三里、合谷。

**四诊、五诊**：症同前。针左阳白、颔厌、地仓透颊车、手三里、合谷、夹承浆。后加下关。

**六诊**：针左侧四白外、悬颅、合谷、颊车透地仓、足三里下 1 寸、手三里。中药处方：黄芪加 15g（一共 30g），去白芷，加葛根 10g、川芎 3g，7 剂。

**七诊**：针左侧颔厌、夹承奖、地仓、下关、合谷（加灸 15 分钟）、足三里、大迎。

**八诊**：面麻无明显改善。灸大椎、左足三里。针左侧阳白、四白、颊车、下关。针双合谷。

中药处方：前方去天麻、防风、荆芥。黄芪加量至 50g，地龙加量至 10g、桂枝加量至 10g、川芎加量至 6g。加白芷 10g，甘草 6g，7 剂。

**九诊至十四诊**：症渐减。取手三里加局部穴位。

**疗效**：经 14 次治疗基本缓解。

## 【医案解读】

本案由带状疱疹导致，这种面瘫较难治。患者耳内痒、乳突后痛 23 天。乳突部痛，说明乳突面神经核仍有炎症。患者的口歪斜较明显，左侧鼻唇沟和额部皱纹皆消失，流涎。

临床治疗局部面瘫选穴不能按固定的套路，而要依据经络理论与经络诊察，仔细触摸、切候、循推、按压、扪抚，凭指下的感觉去选穴。周围性面神经麻痹患者要先察患侧乳突部的经络。本例患者左完骨穴异常，同时发现患侧左头维（足阳明经）和左颔厌（足少阳经）较酸疼，属于阳明经和少阳经异常。由于患者患病的时间较长，而且乳突炎症较轻，可取面部腧穴疏通面部经络。外关属手少阳经的络穴，也通阳维脉，治疗面积较广，因此治疗与少阳经有关的面瘫效果好，有清热解毒，通络行气开窍的功能。阳池是手少阳经的原穴，能加强全身原气的运动，可温阳通络，调理三焦，益气增液。阳池配足三里可强壮人体的阳气（体虚易感）。

五诊之后根据患者久病气虚配合补阳还五汤补气解表、疏泄少阳，并配合灸大椎、足三里温阳益气，调治十余次而收功。

**案35：金某，女，47岁**

**初诊：** 2012年2月15日。

**主诉：** 左口眼歪斜近3个月。

**症候：** 患者2011年11月26日午睡醒来发现左侧口眼歪斜。11月28日出现左耳后疼，左侧头痛，左眼视物不清，经激素、中成药、针灸（30次火针疗法）、营养神经治疗后有所好转。现患者左口眼歪斜，抬眉、皱眉、闭眼、鼓腮力弱，伴左侧头痛、面麻，大便2日一行。纳少，耳鸣，眠差。苔白少津。脉沉细。

过敏性紫癜13年。干燥综合征1年。双侧腮腺肿物切除术后5年。

**经络诊察：** 太阴经、太阳经、少阳经异常。

**辨经：** 病在太阳经、少阳经。

**选经：** 太阳经、少阳经。

**选穴：** 左侧天柱、玉枕、眉冲、外关、昆仑、风池，大椎（点）、风府（点）。

**二诊：** 针后头痛消失。面麻无改善。左侧眉冲、天柱、玉枕、足三里、外关、攒竹。

**三诊、四诊：** 额纹已出现。喜笑时耳中响。局部穴位左侧头维、四白、巨髎、手足三里、听会、攒竹加减。

**五诊至十九诊：** 以面部腧穴为主。

**疗效：** 由于患者在其他医院受到过度和过重的火针治疗，造成经络疲劳，而且得病的时间过长，经过2个疗程，患者的面瘫症状逐渐消失。额纹、皱眉、鼓腮基本恢复，属显效。

---

**【医案解读】**

　　患者得周围面神经麻痹以后在北京某医院经过30次火针治疗无好转，症状反而加重。患此病3个月以后才来求治。由于火针使用不当，包括用火针刺激过重、每次取的穴位过多，导致经络疲劳损伤。因此患者的经络恢复能力比较弱，需要多次治疗才能恢复。

　　初诊患者有左侧头痛和左侧面麻。经络诊察发现以太阳经、少阳经异常为主。由于患者仍有头痛，提示患侧乳突面神经核部有炎症。先以止头痛为治疗目的，根据经络循摸的异常发现，选取天柱、玉枕、眉冲、风池、外关、昆仑治疗，点大椎、风府。天柱、玉枕可升阳，亦可调节脑部供血。眉冲可止太阳经头痛，也可促进太阳经面部经筋的气血运行，治疗面瘫。针刺后左侧头已不痛。第二诊开始治疗局部面瘫，取患侧攒竹，但仍针眉冲、天柱、玉枕，加足三里。

　　头痛缓解之后选面瘫最突出和严重的部位针刺，然后针刺次要的面瘫部位。经十几次针灸治疗后，患者的面瘫逐渐缓解，经络系统亦逐步恢复。此时患者已无头痛、耳痛，乳突面神经核处无压痛，说明病在恢复期，症状以左侧面部麻木为主伴有耳鸣。再次察经络发现以阳明经异常为主，因此所取的腧穴以阳明经的远端腧穴和阳明经的面部腧穴为主，偶也取太阳经和少阳经的局部穴位。

### 案36：王某，女，30岁

初诊：2013年3月26日。

主诉：左面瘫3天。

症候：自述夜间吹空调暖风后第二日发现左目不能闭合、口歪，活动不能，无头痛。曾在某医院诊治。现症：左侧额纹消失，鼻唇沟消失，鼓腮不能，感觉面麻。身恶寒，苔净少津，口干苦。有便秘、失眠病史。脉沉滑。

经络诊察：阳明经、少阳经、手三阴经、足厥阴经异常。

辨经：病在手阳明经、手少阳经，并累及厥阴经。

选经：阳明经、手少阳经、督脉。

选穴：左侧合谷、阳池、外关、翳风，大椎（灸15分钟）、阳陵泉、足三里。

中药处方：葛根10g　防风6g　白芷6g　桂枝6g
　　　　　　白芍10g　独活6g　蝉蜕3g　僵蚕6g
　　　　　　厚朴3g　柴胡6g　黄芩6g　甘草6g
　　　　　　薄荷3g （后下）　　（3剂）

二诊：身恶寒已缓解。翳风穴已无痛。手足少阳（头临泣、悬颅处压痛，穴下僵滞）异常，脉已较前有力。取左侧合谷、三阳络、头临泣、悬颅，足三里（双）、阳陵泉（双）。左头临泣、左悬颅揪痧。灸大椎、阳池（左）15分钟。

中药处方：柴胡6g　白芍10g　厚朴3g　枳壳6g

桂枝 6g　白芷 6g　蝉蜕 3g　僵蚕 6g

甘草 6g　防风 6g　当归 6g　川芎 3g　　（6剂）

**三诊**：额纹已出现，患者补述多年便秘，需常服通便药物才排便。取左侧头临泣、阳白、四白、听会、地仓、悬颅、阳池、支沟、阳陵泉。

**四诊**：面麻继续改善。大便2~3天一次（已不用服通便药）。针左侧听会、手足三里、陷谷、合谷，左商阳放血。

**五诊**：症状好转。针左侧阳白、巨髎、颊车透地仓、温溜、手三里、足三里，点大椎。近日精神疲劳，头项部（太阳经）作痛，针天柱。中药处方前方加桑叶6g、大黄3g（后下），5剂。

**六诊**：面麻继续改善。又昨日过累头痛发作。针左侧颧髎、足三里、禾髎、通天，前顶。

**七诊**：额纹已完全恢复。鼻唇沟接近正常。针左侧颧髎、禾髎、夹承浆，灸左合谷。

**疗效**：治疗7次痊愈。

【医案解读】

患者工作压力大，经常要熬夜，身体较虚弱，抵抗力较差，受外邪侵袭出现左目不能闭合、口歪，面部活动不能，属所谓"邪之所凑，其气必虚"的情况。

做面部皱纹检查以后进行经络诊察，发现左侧手少阳经的翳风穴明显疼痛，比右侧翳风敏感。经络诊察发现以手阳明经和手少阳经异常为主。两条经络皆循行于其面瘫部位，治以解表散风，温阳通络为目的。

患者身恶寒，灸大椎温阳解表，调和营卫。灸大椎15分钟以后患者感觉身体暖和，恶寒已减轻。针刺左翳风为使本经气血流动，散邪，消急性期的神经炎症（《针灸聚英》记载：翳风主"口眼歪斜，脱颔颊肿，口噤不开"）。取手阳明经和手少阳经的原穴合谷、阳池温阳解表、益气通络。外关是手少阳经的络穴，也通阳维脉，维护诸阳经、六腑的气血平衡，并可活络清热解毒、行气开窍。由于患者多年有便秘故取双侧阳陵泉、足三里。

同时给患者开的中药，有散风解表，调和营卫，清泻、疏泄少阳的功效。

　　二诊患者的身恶寒和翳风压痛感已缓解，其面瘫症状亦没有加重。重新诊察经络，左侧头临泣、悬颅异常感觉酸痛。两穴使用撬法后左侧消失额纹立刻出现，令人惊奇！三诊至七诊开始针刺其局部面瘫部位，依症（额纹消失、木涩、酸）选穴。本例病患治疗及时，疗程短而获痊愈。

# 面部痉挛

### 案37：石某，女，40岁

初诊：2012年9月8日。

主诉：右面颧部、口角及颊部阵发性痉挛病1年半。

症候：初发时右眼外角胴动，继则累及颧、口角、颊部。有颈椎病（有外伤史），颈3、4、5椎体排列有改变。头不能仰可俯、颈部僵硬，伴右手指麻木。余可。苔薄少津（不渴）。脉滑，右脉兼弦。

经络诊察：阳明经（右上廉、上下巨虚、头维）、手少阴经（右阴郄）、手太阳经异常。

辨经：病在阳明经、少阳经。

选经：右阳明经筋、右少阳经筋。

选穴：右侧头维、颔厌、四白、巨髎、曲池、合谷、条口。

二诊：右面痉挛。病在阳明经、太阳经。点天鼎（右），针承浆及右侧下关、天柱、合谷、足三里。

三诊：痉挛已少。面部肌肉（表情肌）仍不自然。后头疼，头项偶疼。点天鼎、扶突，针右侧天柱、络却、四白、听会、合谷、解溪。

四诊：右眼睑僵紧，右颊拘急。点天鼎、颔厌，针右侧天柱、络却、四白、听会、上廉。

中药处方：黄芪20g　当归10g　赤芍10g　川芎6g

　　　　　僵蚕6g　地龙6g　全虫2g　桃仁10g

　　　　　白芷6g　红花6g　防风6g　荆芥6g　（7剂）

五诊至八诊：症平稳。中药和穴组基本相同。

**疗效：**治疗4次痉挛减轻，再治疗患侧面部僵紧。一共治疗8次，明显好转，属显效。

## 【医案解读】

患者无明显诱因出现右目外侧跳动，逐渐累及目下、颧骨、下颌等处。曾在当地医院做过半年针灸治疗，断断续续2个疗程，但无明显效果。

审视其右侧面部发现有口僻歪斜的表现，鼻唇沟的皱纹变浅，有肌肉萎缩，因此不能做自然表情。

循推经络的时候，包括患侧头面部的经络，发现以右阳明经异常为主，具体在头维、巨髎、上廉（结节）、上下巨虚（结块）等处。颔厌也有异常，该穴虽然是足少阳经的腧穴，但也是与阳明经的交会穴。

面部痉挛属经筋病，由于血虚，经筋失养，血虚生风，故有面部痉挛。手足阳明经筋循行于面部，正好在患者的病变部位："手阳明之筋，起于大指次指之端，结于腕，上循臂，上结于肘外，上臑，解于髃；其支者，绕肩胛，挟脊；其直者从肩髃上颈；其支者，上颊结于頄；直者上出手太阳之前，上左角，络头，下右颌""足阳明之筋，起于中三指，结于跗上，邪（斜）外上加于辅骨，上结于膝外廉……上颈，上挟口，合于頄，下结于鼻，上合于太阳。太阳为目上网，阳明为目下网……其病……卒口僻（口角歪斜），急者目不合，热则筋纵、目不开。颊筋有寒则急，引颊移口；有热则筋弛纵，缓不胜收，故僻。"

二诊之后痉挛减少说明取阳明经、太阳经思路正确，治疗取效。四诊和五诊时面部痉挛已减轻，主症改为右面部和眼睑部拘紧。治疗穴位基本相同，中药用补阳还五汤加僵蚕、全虫、白芷、防风、荆芥，为补气活血、通络、息风、散风。

最后几次的治疗思路和取穴基本相同。局部穴位以经络、腧穴切按为根据，随症循摸病变局部的异常反应，如涩、僵硬的感觉，或以审视某部的皱纹变浅，如鼻唇沟、口角皱纹、目外皱纹等。治疗4次以后面部痉挛明显缓解，再治疗4次以改善面部僵硬。一共治疗8次，症状基本消失。

王居易／针灸医案讲习录

# 诊后絮语

## 怎样发现了前顶的清热解毒作用

笔者曾治疗过一位 38 岁的男士，小腹部与阴部有严重的带状疱疹，大腿内侧和阴囊部可见大面积红色疱疹，住院 1 周，经抗炎、维生素、止痛等治疗，症状未缓解，仍不能正常走路（走路时两大腿尽量叉开，大腿内侧接触则疼痛难忍）。诊察后，诊断为肝胆湿浊热毒，单针刺前顶穴，做搓针法之后疼痛明显减轻，即刻能正常走路，这样的效果当时令医患双方均感惊讶，患者来回行走一段时间后，又在前顶做 1 次搓针法，随后疼痛完全消失。患者立即想出院回家，自述不必再住院治疗。

## 前顶穴的取穴方法

《针灸聚英》："前顶，囟会后一寸半，骨间陷中。"前顶位于头顶，囟会往后循摸出矢状缝上的凹陷处，离囟会的具体距离根据个人的解剖有差异。

## 后顶、百会、前顶三个腧穴的比较

《灵枢·卫气》曰："气在头者，止之于脑。"后顶、百会、前顶都位于头盖骨上，针刺相对安全。前顶与百会皆能升清，但前顶亦能补气清热，后顶能温经散寒、舒筋通络、行气止痛、活血化瘀。

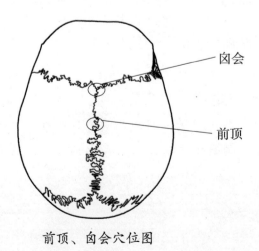

前顶、囟会穴位图

后顶穴主要治疗肌腱和韧带的病变，包括肌腱的位置变化（筋出槽、位移）、痉挛，急性、慢性皆有疗效。治疗部位主要是督脉和项、背、腰及下肢的肌肉、肌腱、韧带的病变（即经筋病）。后顶穴是颈项的肌肉附着在头部的末端。后背的肌肉大部分集中在这个高点。针刺后顶能够使相关的异常肌肉、肌腱、韧带松弛。因此，后顶穴治疗的病变部位较多，针刺后顶时一定要配合病变部位肌肉、肌腱、韧带的活动。（详解见第196页）

百会为诸阳之会，与前面和后面的肌腱、韧带相联系。从上面往下看，百会正好在人体的正中，所有的经脉都汇集在百会，有益气升阳的作用。后顶治疗身体脉肉筋骨的问题（肌腱、韧带），而百会对内脏有益气升阳的功能，能治疗内脏下垂，阳气下陷（气短、气不足、腹泻、久泄、脱肛、尿频等）。

前顶有升清降浊的作用。升清指提升阳气；降浊指排除代谢物（废物），即清气上不来和浊气下不去，包括前胸部的代谢障碍，故有时能发挥清热解毒作用（虚型带状疱疹）。升清以降浊就像开窗户让清气进来，清气进来后浊气自然被排出。临床中，浊气包括代谢缓慢导致的毒素在体内停留，如长期用脑、室内空气流通不畅易疲劳，甚至头脑昏沉，记忆力下降，这是因为大脑代谢物排不出去，营养物循环缓慢。针刺前顶可明显改善脑部血液循环，使大脑感觉清醒。同样，因脑部血液供应本身不好，导致头昏昏沉沉，针刺前顶也有升清降浊的作用。笔者治疗过很多例中风后遗症引起的头部血液供应不足，头昏昏沉沉，记忆力差，甚至识别能力很低，治疗时常用前顶来升清降浊，改善头部血液循环，不仅可使患者头脑清晰，而且对肢体活动也有好处。

## 头部解剖结构与针刺疗效的关系

腧穴的解剖结构都有自己的特殊性。《黄帝内经》解释，头部在发际之内的腧穴多为"脉气所发"，指经脉之气从这里往外发散，这个说法很可能与头部的解剖结构有关（例如在此有毛囊，能长出头发），即发挥阳气的"生长"功能之一。虽然《黄帝内经》里云，全身有很多"脉气所发"的腧穴，但以头部与背部的穴位占主要。非常遗憾的是几千年来医家并未认真地对"脉气所发"的理论进行过研究和讨论。经脉在人体的深部伏行分肉之间，藏于深部的肌肉之间，而头部没有肌肉，层次不深，所以在头部经脉气较浅，在皮筋之间。头部的腧穴结构主要为皮、筋、骨和少量的血脉，故头部的血液供应是非常分散的、细小的。头内有脑，脑为髓之海，不断地用于思考，所以头部穴位需要一个通道能使它大量地排泄、散发出剩余的经气，而这个通道为细小的（血）脉。头上发盖部位的血管较细小，里面的血液运行较迅速。因此头部的腧穴有特殊的治疗作用，与肢体穴位作用不同。肢体穴位分布在具体的经脉上，例如手太阴经、手阳明经等；而头是很多阳经汇集的地方，所以称为"诸阳之会"。凡是大脑运行速度较快较强的人（即有智慧的人），他们头部气血供应和代谢比一般人较强，甚至早年秃顶（或谢顶发少）。当然，不是所有秃顶的人都很聪明，如果脑的运动量本身能力较差，但仍然拼命地用，也能导致早年秃顶，或谢顶头发少。

由于头皮的解剖与身体其他部位不同，所以针刺头皮时必须用"搓针"的手法，而且针刺的深度要合适，针尖应到骨膜上、筋膜下的层次，不能太浅。有些人的头皮很薄，较难针刺头皮上的腧穴，因为皮肤薄容易针刺到皮的浅层，非常疼而效果差。掌握好头皮上腧穴的准确位置、搓针法及合适的针刺深度，才能获得头皮上腧穴的特殊疗效。（搓针法的详解见第 196 页）

按语：关于前顶、百会、后顶穴的认识，特别是理论层次上的认识，仅仅是初步的，尚需大量临床观察、实验研究才能逐步深化。头部腧穴治疗的病种会增加，疗效会更好！

# 针感的要求

此时应该解释一下取得良好针感（针刺疗效）的要求。理想的针感会有良好的针刺疗效，所以每个腧穴适当的针感可以决定是否有疗效。

第一个要求是腧穴的准确定位。腧穴皆在缝隙里，摸得越准，疗效越好。如果对腧穴结构理解得不够，位置取得不准，理解病机再好、选经配穴再适当也没有用，因为不会有针感，无针感就无理想疗效。

第二个要求是寻找对某症候有明显反应的相应腧穴，即有酸痛感的，或有反应的（如结节等），或能使症候产生改变的腧穴。取有这些反应的穴位往往能取得良好的疗效，甚至当时就会出现症状改善或消失的效果。

第三个要求是针刺的深度。在某一个病人身上、某一个时段里、某一个腧穴的得气深度都不同，因为不仅每个人的身体（包括经络和腧穴结构）都有特异性，腧穴的深度在不同的季节或身体状态下也会产生变动。医生只有通过提插才能发现该腧穴得气的深度，经验丰富后就能知道某一个腧穴的得气深度。

第四个要求是针感传导的方向和长度。每个腧穴都有不同的针感方向的要求，但长度的要求是一样的。针感传导的距离越长效果越好。

# 关于针灸治疗面瘫的体会

本部分4位患者都有周围神经面瘫，但病因、发病的时间不同，因此治疗方法不同。李某的病以太阳经为主伴阳明经异常；徐某以少阳经和阳明经异常为主，而且是由于带状疱疹导致的；金某以太阳经、少阳经、阳明经异常为主；王某以阳明经、少阳经异常为主，累及厥阴经。这说明经络诊察非常重要。

第一，病变早期，患部准确的辨经选经是治疗关键。

在发病前期，有乳突部疼痛时，应仔细察乳突部的经络。若太阳经异常，一般天柱穴有异常反应，玉枕穴也偶有反应。若患者太阳经并少阳经异常，必须仔细察乳突部的太阳经与少阳经，比较两条经的异常，完骨、风池、天柱、瘈脉、玉枕或脑空是否有异常；个别在督脉的风府、大椎会有反应。治疗急性乳突炎症时以患侧乳突部的腧穴为主，禁用面部腧穴，可考虑在太阳经井穴放血，引阳通络。若有虚象可加患侧太阳经的原穴，为温补解表。若有异常反应可考虑取太阳经头顶部腧穴，取患侧通天、曲差等。由于属风寒引发的病，则可加灸大椎，散寒解表。炎症消失或减轻之后可取面部腧穴。乳突部是面神经核的起点。面神经核由于受风寒或风热后导致发炎，说明有充血。很多慢性面神经麻痹的后遗症是由于接诊医生忽视乳突发炎情况，造成面神经的营养障碍，使面神经核发生变性，从而导致面神经不可恢复。乳突部的疼痛对医生认识面神经麻痹的病机，特别是对早期病机的认识有很大帮助。

因此面神经麻痹早期要充分注意乳突部位发炎的存在和消失，发病时间越短恢复时间越快。发病时间越长，恢复越困难。先治急性炎症，供应面神经营养；当疼痛消失或缓解，可以取局部穴位。不要急于在局部取穴治疗。

第二，对面神经麻痹的认识不要局限在阳明经，要区分病因、病机和治疗时期（时机）。

面神经麻痹一般分两大类。

**1. 中枢性面神经麻痹**。多见于脑血管病。脑血管病获得控制或好转以后能自我恢复，可取通里、照海，通脑络。

**2. 周围性面神经麻痹。**针灸医生常见的属周围性面神经麻痹，大约占95%以上。

病因基本分两种：风寒和风热。一种是在疲劳状态下受到风寒而发病，另外一种由感受风热导致。

在治疗时先要细致诊察经络为辨经，为确认病位、病机提供重要依据。也要分早期或恢复期。"急则治其标"，由于早期邪重，应该先祛邪——散寒或清热；早期先治乳突部疼痛。恢复期乳突部疼痛消失以后可治局部面神经麻痹。

风寒外邪大多侵袭太阳经，与太阳经的走向和属性有关。太阳主开，主一身之表，能承接六气的刺激，化解和防止寒邪的侵袭。太阳经若阳虚，不能固表，易受风寒，寒邪凝固本经之气血，则导致头痛、面瘫。风寒型面神经麻痹能牵连少阳经。当太阳经闭结之后少阳经的疏泄能力也易减弱，病变部位仍在太阳经，因此必须保护此经，防止复感外邪。

风热导致的周围性面神经麻痹常为病毒感染，以阳明经为主。风热之毒引发阳明经热郁于内，但亦能包括少阳经、太阳经异常。早期有患侧乳突胀痛，故取患侧反应最敏感的腧穴，如天柱、风池、玉枕、脑空等。早期禁针面部，但可浅刺额部腧穴，如患侧头维、颔厌等。早期也可考虑在患侧商阳放血以清热解毒，针患侧合谷、曲池、足三里。患侧足三里也可施血罐。恢复期以取面部腧穴为主。

# 盗汗

## 案38：信某，女，60岁

初诊：2010年5月20日。

主诉：更年期综合征10余年。

症候：面部烘热，自汗，夜间出汗，睡眠浅、多梦，心中怔忡（心慌），急躁，怕冷。属更年期症候。胸部发堵，饮食二便正常。舌质紫，舌抖，苔薄少津，脉弦数。

经络诊察：手少阴经、手厥阴经、太阴经异常。列缺到孔最有深结节（陈旧的咽炎）；神门有结节（出汗、睡眠浅、怔忡、急躁）；郄门上下异常（胸部发堵）。

辨经：病在手少阴经，属心肾不交。

选经：少阴经、太阴经、冲脉、任脉。

选穴：少府、神门、三阴交、公孙、关元。

二诊：诸症减轻。穴同前。

三诊：汗出亦少，口干。穴同前。

四诊：汗出已不明显，但仍口干。穴改复溜、阴郄。

五诊：睡眠5小时左右，中间不醒，梦亦少，咽干痒。穴同前。针后症已消失，停针观察。

疗效：共5诊；属临床痊愈。

## 【医案解读】

更年期综合征，西医认为是"内分泌紊乱"，中医称之"阴阳不平衡"，本例有出汗、烘热、失眠、急躁诸症，经络诊察发现病经主要在手少阴经。

阴经多虚宜补，阳经多实宜泻，此病属虚证，取本经阴经，病久则取手足少阴同名经。虽病程长，经络诊察与脏腑辨证相符，因病机较简单，故主要取少阴经。

主要配穴包括三个常用对穴：神门、三阴交；阴郄、复溜；关元、三阴交。神门、三阴交，常用于心脾两虚引起的心神不宁导致的怔忡、惊悸、失眠。三阴交为足三阴经交会穴，对足少阴肾经的病变也有一定作用，所以三阴交配关元常用于治疗更年期症状，但此对穴只适于慢性病，经常需要治疗五六次后才能见效。

阴郄为心经的郄穴，能活血补心气；复溜为肾经的母穴，滋补肾水的功能强，能调理汗液。阴郄、复溜能补心肾、滋阴、泻虚火，常用于心肾阴虚引起的自汗、盗汗。

手足厥阴经对穴大陵、行间，也能治疗更年期综合征。但要注意，大陵、行间只能用于厥阴病变引起的更年期症状，例如肝气郁热或心包瘀热的证型。

# 自汗

### 案 39：张某，男，57 岁

**初诊：** 2010 年 6 月 19 日。

**主诉：** 早醒、自汗、夜间出汗 2 年余。

**症候：** 10 年前开始出现心脏的症状（心悸，心律不齐），西医诊断为心房颤动。2007 年 9 月已安起搏器，心率维持在 60 次 / 分以上；装起搏器后易出汗。

**现症：** 凌晨 3 点到 5 点醒，自汗、盗汗，心律失常；余可。苔薄白，舌淡少津。脉滑，重按无力。

**经络诊察：** 少阴经、太阳经异常。左阴郄、神门有硬结络（心律不齐、起搏器）；左阳谷有结络；左太溪有结块。

**辨经：** 病在少阴经、太阳经。

**选经：** 少阴经。

**选穴：** 神门、阴郄、复溜。

**二诊：** 汗出已减，早晨 5 点醒。此时患者说出汗的部位主要在背部。穴同前，加大椎（补法）。

**三诊：** 针后自汗已明显好转，近日又复发，出汗部位仍主要在背部，但比原来轻。早醒有好转，一般 4 点到 5 点醒。仍有房颤。舌少津。取神门、阴郄、复溜、后溪、照海（因为复溜的针感不好，所以加了照海；亦能安眠）。

**疗效：** 共 3 诊；获显效。

【医案解读】

初诊原以为夜间出汗属典型的"盗汗"，加上自汗及其他症状辨证为"心气虚"，而经络诊察发现主要变动经脉为少阴经，故单取常用于治疗心气虚引起自汗、盗汗的手足少阴同名经对穴，阴郄、复溜，配心经原穴（神门）加强补心气的作用。

二诊时患者诉白天自汗与夜间出汗的部位主要为背部。此时重新辨经，夜间出汗如果是全身出汗才算是"盗汗"，如只在背部出汗要考虑太阳经，仍属"自汗"。背部属太阳经所过之处；太阳主宣发，主寒，而患者有恶寒的症状，手太阳经有所改变，即确认属太阳经异常，加大椎、后溪之后取得显效。

---

## 案 40：武某，女，48 岁

**初诊**：2012 年 11 月 16 日。

**主诉**：自汗、多汗 20 余年，加重 10 年。

**症候**：近 20 余年无诱因出现自汗、多汗，情绪波动后加重，伴怕冷。初起以肩胛下、腰背部明显，后逐渐延及头枕，前胸汗多，但肩胛、项后无汗。近年又延及双腿内侧潮润。汗出时心烦，汗出后自觉心烦稍解。余可。舌胖大、色暗，苔薄白。脉沉细。（8 年前因子宫肌瘤行子宫切除术。近两年有时自觉颈肩紧不舒。偶有麻木，汗出不解。有湿疹病史）

**经络诊察**：太阴经、阳明经异常。

**辨经**：病在太阴经、阳明经。

**选经**：督脉、太阴经、阳明经。

**选穴**：崇骨（点，加灸 15 分钟）、经渠、太白、手足三里。

**二诊**：针后自汗出较前好转，出汗时间较前缩短，下肢有热感。大腿内侧潮润较前减轻。双足底发凉较前好转。情绪波动较前好转。仍双膝以下发凉。易饥，食后腹胀。舌胖大，苔薄白，脉沉细。穴同前加风池。

**三诊**：患者自述上次针灸后头汗出症状基本消失，情绪改善。仍觉双膝发凉。耳鸣好转。右侧髋关节活动后疼痛，双侧膝胀发凉。针右侧太溪、顶结节。

撩左肩髎。

**疗效：**治疗 3 次，汗症获临床痊愈。第三诊改治他症。

**【医案解读】**

本案经络诊察发现太阴经（经渠有结节）、阳明经（手三里）异常。太阴经为三阴之表，主开。《灵枢·经脉》篇记载手太阴肺经："是主肺所生病者……气盛有余，则肩背痛，风寒汗出中风。"手太阴肺经宣气于外，若肺气虚，肺卫不固，故出现自汗。卫出下焦，滋生于中焦，升发于上焦。足太阴脾经主运化，阳明经有腐化水谷、传导糟粕、维养胃气、温煦肌肤的作用。

取大椎为升阳固表。察督脉时发现大椎上崇骨（经外奇穴）穴反应明显，故点刺此穴。行针时感觉指（穴位）下有虚象，因此使用补法，患者感觉后背热乎乎的。针刺后加灸 15 分钟。

由于卫气开发于上焦，取经渠宣肺。卫气生于中焦，患者自汗多年，属虚象，取太白、手三里、足三里为温补脾胃。

二诊汗出的时间缩短，再取大椎（点刺、灸），经渠、太白、手足三里。大椎也为三阳经和督脉之会，有升阳固表之效。加风池取散风的作用。

治疗两次获临床痊愈。

# 头汗

## 案 41：吕某，女，64 岁

**初诊：**2012 年 12 月 19 日。

**主诉：**头汗出（从颈以上开始）6 个月。

**症候：**头汗出，伴有五心烦热、气短、胸闷、心烦，头部昏蒙不舒，四肢活动不利，左侧为重，行走不稳，言语欠清，饮水呛咳，口中黏腻不爽，咽部如有物阻，情绪低落，善太息，颈项僵痛，腰痛，伴双下肢放射痛，情绪激动时左手不自主震颤，视物模糊，纳食不香，眠差，小便可，大便黏滞不爽，排出费力。舌苔薄，少津，有齿痕，中部腻。脉沉。西医诊断：脑梗死（恢复期）、焦虑、抑郁症。

**经络诊察：**手足太阴经、手足少阴经、足厥阴经、手足少阳经、手足太阳经异常。

辨经：病在少阴经。

选经：足少阴经。

选穴：涌泉、复溜、太溪。

二诊：头汗出减轻，渴不欲饮水。头部昏蒙、视物模糊。四肢无力、五心烦热、大便黏不畅。口臭，疲倦，食欲差，气短。舌暗，苔白，中部黄腻、少津。脉沉数。取复溜、内庭、足三里、前顶、天柱。

三诊：头汗出好转，四肢乏力，全身不适，头晕，情绪波动（有抑郁症病史），气短胸憋。改用调经宁神法取四关、人中、少商、隐白、厉兑。

疗效：治疗两次症状明显好转，属有效。

【医案解读】

该患者6个月以前患脑梗死，有诸多后遗症，以头汗出为其主症。头汗出有各种病因，包括太阳经虚，阳明经郁热，湿热内蕴，阴虚火旺等。

此患者脉沉，说明有虚象，伴有四肢无力、五心烦热、疲倦、食欲差、眠差、头昏等。取足少阴经调之，取复溜，滋肾阴，治疗其头汗出、五心烦热等症。治疗主症的同时取内庭清阳明经积热，足三里调理阳明经的气机。头昏、头晕、视物不清，加前顶升清降浊；天柱升阳、调节脑络的血液供应。

三诊头汗出已好转。当天患者有哭闹的表现，因此取几个十三鬼穴以安神。针刺后患者情绪已安宁如常。疗效尚属满意。

## 手足心汗

### 案42：SaR（以色列），女，36岁

初诊：2013年10月17日。

主诉：手心汗出25年，足心汗出10年，心胸汗出10年。

症候：手足心汗出如洗，能看见手心有水珠，手足冰冷。月经量多，有血块。睡眠可，便调，余可。苔薄白，脉沉缓。

经络诊察：少阴经异常（神门、水泉有脆络）。

辨经：病在少阴经。

选经：取少阴经。

选穴：神门（加灸 15 分钟）、太溪。

针刺神门、太溪针感传至手指、脚趾，艾灸结束后，手心转暖，汗出随即停止。

**疗效：**共 1 诊；上午门诊结束时摸患者手心只感觉微潮，没有汗出感，变化明显。属显效。

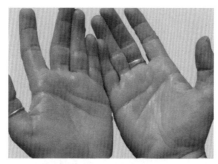

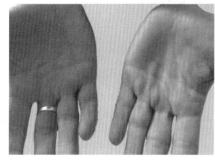 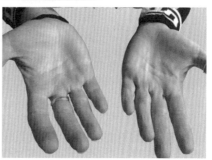

手汗出治疗前后对比照片

【医案解读】

　　手足心汗是指手足心出汗的症状，它属于中医汗症中局部汗出的一种。手足心微微汗出，如因紧张、激动等情绪原因导致的，一般为生理现象，像本例患者手足心的大量汗出则属于阳气不足引起的"自汗"症状。人体内阳气主要由心肾所主，"心主血脉运行""肾主化气行水"，二者配合使水液运行代谢正常，心肾阳虚，则会出现"阳气偏虚，则津液发泄"的汗出症状（《诸病源候论·虚劳诸病候上·虚劳汗候》）。经络诊察发现该例患者主要变动经脉为少阴经，故单取温阳行气功效显著的手足少阴经原穴神门、太溪相配，并在神门用灸法，以温补心肾阳气。本例诊治在经络诊察的指导下思路清晰明确，疗效显著。

# 诊后絮语
## 关于汗的讨论

中医认为"血汗同源"，而"心主血"，即汗液亦为心之所属。汗的异常排出，首先要考虑取手少阴心经，古代医者治疗汗症多取手少阴心经郄穴阴郄。

盗汗者，即睡眠中出汗，醒后汗止，为心肾不交引起，治疗取阴郄配复溜。

自汗者，即醒时或急躁、或热饮、或运动则容易出汗，因营卫不和、卫表不固所致。太阳经、督脉主"开"，控制汗液的排出，故阴郄配后溪能治疗自汗。根据气虚的表现，例如肺气虚、心气虚、脾气虚、肾气虚，可加本脏的原穴。阳虚自汗可加大椎固表，可用灸法。大汗淋漓，又称"绝汗"或"脱汗"，即阳气外亡，津随阳脱，应灸神阙、气海。

外感发热汗不出，为《伤寒论》所谓的太阳实证，可取太阴经穴来帮助太阳宣发卫气，取经渠、大都，加与手太阴相表里经的手阳明经原穴（合谷）。合谷也能治外感汗出，加大椎，达到解表目的。

从出汗的具体部位可知病变属哪条经脉。例如，足心汗出一般为足少阴经与足太阳经的病变，手心汗出属手厥阴经郁热熏蒸的表现，背部出汗多属太阳经。临证时，根据出汗的性质、部位及其他症状结合经络诊察，可以判断哪条经脉或哪个脏腑异常。

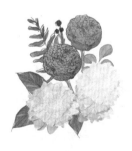

# 过敏性哮喘

## 案43：汪某，女，20岁

**初诊：** 2010年4月7日。

**主诉：** 过敏性哮喘2年。

**症候：** 对艾味、白蜡、柏树、发酵面食、多种水果等物质过敏，病已2年。近期发作频频，4月1日又发作，出现荨麻疹、喘促，注射"脱敏针"而缓解。发作时有哮喘、荨麻疹，重则休克。苔白滑，脉沉。

**经络诊察：** 太阴经、阳明经异常。

**辨经：** 病在太阴经。

**选经：** 太阴经、阳明经。

**选穴：** 尺泽、太渊、列缺、足三里、大椎（点）。

**二诊：** 症无显著变化，取穴同前。

**三诊：** 症未发，劳累后亦无异常感觉。穴同前。

**四诊：** 症未发，加复溜。

**五诊至九诊：** 症状平稳，取大椎、尺泽、复溜、足三里、太白为主调治。

**十诊：** 已可进食面筋、面包、少量水果等，未出现过敏，经量少，苔白少津。取穴同前，加三阴交（经量少而舌质少津，所以需要滋阴）。

**十一诊至十四诊：** 症未发，已能正常进食，取尺泽、复溜、足三里巩固。

**疗效：** 共14诊，1年后电话随访，症未发，基本不忌口，只是在吃新鲜桃子时稍有反应。属临床痊愈。

---

【医案解读】

本例为较严重的过敏性哮喘，闻到艾灸、面粉或其他刺激物，或进食面食和多种水果，或接触白蜡、柏树，都会导致哮喘、荨麻疹，甚至休克。

通过经络诊察，发现主要的变动经络为太阴经、阳明经。从脉象、舌象、症状结合来看，此例属虚证，故以补为主，取之手太阴经和足阳明经。太渊、列缺为手太阴经原络穴，能补本经经气并能治本经络脉和肺经的相表里经（手阳明经）。

尺泽为手太阴肺经合穴，合穴有降逆作用，所以尺泽能治疗哮喘、咳嗽等病症。取足三里为补虚，既能提高免疫力，又能健脾胃，使患者能够吃面食和对她有刺激的水果。

大椎除了温阳、散寒、发表外，也能主"五劳七伤，乏力"（《针灸大成》），说明此穴也有补虚的功用。

到四诊，症状平稳加足少阴经复溜以补肾，提高机体免疫力。肺为肾之母，复溜配尺泽为母子经的相应腧穴，即尺泽为金经之水穴，而复溜为水经之金穴，有"金水相生"的作用，故常取尺泽、复溜治疗过敏性疾病。太白是足太阴经原穴，能健脾升津，治疗脾虚引起的口干多饮而不解。另外，肺主呼吸，肾主纳气，肺吸进的空气含氧气和其他物质，肺需要把空气通过过滤才能吸纳氧气（中医称之为"真气"或"清气"）而排出对身体没有用的物质，此过滤（"灌渗"）功能必须依赖肾的元气功能强盛，才能对吸进来的空气具有选择能力。此选择能力可因肾虚而降低，现代医学称之为"免疫力降低"。因此可见，呼吸道过敏疾病与肺肾两脏有关。

此后症情已平稳，患者可进食面食，症状未发作。渐渐可食少量水果，直至能闻艾灸的味道，甚至能吃桃等。1年之后随访，远期疗效稳定，说明患者太阴、阳明表里两经的气化功能经过针灸调治已恢复正常，不再发生严重的过敏反应。

## 过敏性鼻炎

### 案44：许某，男，54岁

初诊：2010年1月30日。

主诉：鼻炎3年。

症候：每日晨起鼻痒、喷嚏、流涕，时轻时重，鼻涕白稠，流涕多，时头额沉闷。余皆正常。舌淡，少津，有轻度齿痕，苔白；脉弦。

经络诊察：手太阴经异常。双手尺泽下2寸有结节。

辨经：病在手太阴经。

选经：督脉、手太阴经、阳明经、足少阳经、足少阴经、足太阳经。

选穴：手太阴经沿经施用揲法，大椎（灸）、足三里（灸）。

**二诊：**治疗后两天不发作，第三天开始又发作了；鼻涕已少。灸大椎。

**三诊：**针上星、尺泽、列缺、印堂，灸大椎。

**四诊：**喷嚏、流涕、鼻翼痒，白天明显。点刺大椎，针风府、风池、尺泽、复溜、迎香、上星、通天。

**五诊：**平卧时不流涕，晨起坐立时流涕，排出后即止（在夜里积累的），涕清多嚏，与寒热无关。灸大椎、迎香，针上星、前顶、列缺、足三里、印堂，神阙涂抹温灸膏。

**六诊：**针后明显好转，自述好了30%。治疗同前。

**七诊：**晨起喷嚏已少，白天不明显。灸大椎，针迎香、上星、印堂、尺泽，神阙涂抹温灸膏。

**八诊：**症渐轻，清涕亦减。经络诊察：左尺泽下2寸有个脆的结节。针通天、太渊、尺泽下（2寸）、印堂，神阙涂抹温灸膏。

**九诊：**晨起连续喷嚏5~6个，流涕多，1个小时后即消失；鼻翼内发痒。针迎香、太渊、上星，灸大椎10分钟，灸神阙15分钟。

**十诊至十一诊：**上周外感，涕多，鼻塞，未咳嗽，未发烧。经络诊察：左尺泽下2~3寸有结块。针列缺、风池、尺泽，风门敷温阳穴贴。

**十二诊：**近1周来疲劳，属夏疰类病。灸大椎，针太渊、尺泽、太白、足三里。

**十三诊：**易疲劳，夏疰未愈。灸大椎、身柱（隔姜5壮），针太渊、太白。

**十四诊：**晨起喷嚏明显好转，白天仍有反应。灸大椎、身柱（隔姜灸各5壮），针尺泽、复溜、迎香。

**疗效：**患者因回国未继续治疗。共14诊；属显效。

**【医案解读】**

患者3年前从马来西亚搬到北京开始患有鼻炎。虽然经络诊察仅发现手太阴经异常，但症状主要出现在早晨，属阳虚卫气不固。因此，治疗时除了选取手太阴经外，亦多取督脉腧穴，以宣发卫阳，又在神阙穴敷贴温灸膏和温阳穴贴，以在关键的腧穴益气温阳，属于"药灸"的范围。

一诊用揲法，能使皮下的气血体液流畅。大部分的过敏性鼻炎属肺肾两虚，故治疗常取尺泽配复溜。

# 过敏性皮肤病

## 案 45：李某，女，31 岁

**初诊**：2009 年 10 月 20 日。

**主诉**：金属过敏，左手背皮疹 2 年。

**症候**：左手背（3~4 指间及手背）过敏性皮炎，大小似一元硬币，严重时扩大，已至第 3、4 指根部。硬化已 1 年多（缘于去年冬天时左手背被金属拉链刮破）。局部皮肤干燥，发痒。严重时病灶扩大，皮肤增厚发红肿烂，起很多小水疱（水疱被抓后易破，出黄水）。秋冬季及饮酒时尤重。经过多次中药洗剂治疗，病时好时发，未痊愈。患者认为皮肤症状似由湿热毒引起（皮肤红、肿、烂，起疱出黄水），不敢用灸法治疗。西医诊断：过敏性皮炎（冻伤后继发）。

**经络诊察**：通过望诊判断病在少阳经。

**辨经**：局部毒邪和冻伤引起的少阳络脉不通。

**选经**：手少阳经。

**选穴**：八邪（左）、外关（左）、阳池（左，悬灸）、中泉（悬灸）。再加局部经外穴。

**疗效**：共 3 诊，手上的皮炎第 1 次针灸后明显好转，第 2 次治疗后继续好转，第 3 次后完全消失。属临床痊愈。

【医案解读】

患者 2007 年年底回北京，因天冷不习惯戴手套导致手皮肤干燥，手背被拉链刮破后开始出现局部皮肤干裂、瘙痒，抓后硬化，流出透明黄水和血，干后形成一片脆皮，皮肤增厚，甚至握拳时手背皮肤疼痛。经过中药内服、外敷能缓解但未痊愈，天热病轻，天冷病重，病已两年之久。

本病的病机为冻伤和金属过敏引起的少阳络脉堵塞，阳气不能宣达，所以在阳池、中泉穴用灸法局部温经通阳、祛邪。因为病在皮肤较浅的层次局限于一个部位，病在络脉，针外关配八邪，把局部络脉打通。外关有活络、清络、解毒、开窍的作用。《针灸聚英》云外关"主耳聋浑浑焞焞无闻，五指尽痛，不能握物"，说明它有较强的通络功能。此外，三焦主"细胞以外的水"，跟皮下的结缔组织有密切关系，所以灸阳池能温通皮络，也对此病有缓解作用。

阳池配外关为本经的原络配穴。虽然现代针灸课本里的"原络"配穴为本经的原穴和相表里经的络穴，但根据临床经验，本经原穴配本经络穴能治疗经气不足和本经络脉不通（包括本经的浮络、孙络）的病症。另外，患者手背皮肤瘙痒时心烦发躁，说明病已通过手少阳和手厥阴相表里的关系牵连到心，因为"诸痛痒疮皆属于心"（《素问·至真要大论》）。心的病变一般也会表现于手厥阴心包经，可取手厥阴经治疗，此例通过表里经关系用手少阳经原络穴（阳池、外关）治疗手厥阴经病。

患者酒精过敏，从小饮酒则全身皮肤痒。对有些人来说，酒精是一种病邪，属一种湿热毒；酒精对此病（左手上的皮疹）有强烈刺激，因为"病走熟路"，疾病会寻身体有病、较弱或受过损害的部位攻击。《内经》谓："邪之所凑，其气必虚。"例如，有些人本身就有喉咙问题，一感冒往往会先出现咽喉疼痛。因此，患者会误以为此病纯属湿热毒引起，也误以为灸法会使病情继续发展。

中医医生遇到皮肤瘙痒、干燥或类似热证的病都不敢用灸法，怕使病情发展而更严重。这是因为他们对灸法功效理解不够。其实灸法能用于各种各样的病，无论表、里、寒、热、虚、实都能治，只是看你取哪些穴位。许多病都能用灸法来治。

在治疗过程中，最奇妙的事是每次灸阳池、中泉时，在局部位置出现了 1 寸宽、0.75 寸长的莲藕形象，一次比一次轻。这个形象就是络脉的形象，显示局部的络脉被阻塞，必须继续灸该部位，至莲藕形象消失为止，消失就说明络脉已通，最遗憾的是当时没有相机把"莲藕"拍下来。

按语：本例疗效突出，两年之病，仅针灸 3 次就痊愈了，证明灸法也能在短期内产生疗效。在灸时出现特殊的经络反应，说明灸法取穴得当，可重新建立络脉分布。

**案 46：郝某，男，15 岁**

**初诊：** 2011 年 6 月 4 日。

**主诉：** 荨麻疹 1 年多。

**症候：** 荨麻疹夏日发作较频。本次荨麻疹发作 1 周，大腿较多，头、胸、背亦有，成片，面色绛红，伴烦躁，天热时易发。服中西药未愈。父母亲也有此病。大便正常，口干，尿色深。苔薄白；脉弦。

**经络诊察：** 尺泽下 2 寸有结节；阴陵泉压酸；阴郄、陷谷、大椎上有结络。太阴经、阳明经、手少阴经异常。

**辨经：** 病在太阴经、太阳经。

**选经：** 太阴经、督脉。

**选穴：** 尺泽下、阴陵泉、大椎。

**中药处方：** *防风 6g    *五味子 6g    *乌梅 6g    *银柴胡 6g

         蝉蜕 6g     蜂房 6g      丹皮 6g    白茅根 10   （5 剂）

       （* 四味药是治疗荨麻疹的常用药）

**疗效：** 共 1 诊。6 月 11 日电话追访，症未复发。属临床痊愈。

【医案解读】

患者 1 年多的荨麻疹经过 1 次针刺疗法和 5 剂中药即获临床痊愈。此例为典型的运用尺泽、阴陵泉来治疗太阴经异常引起皮肤病的病例。除了太阴经异常，患者也有热胜的表现（天热时易发，烦躁，口干，尿色深等），大椎穴有结络，说明阳气郁结于此，不能够分布于全身，所以皮肤免疫力降低，容易起荨麻疹。阳气郁结亦能产生郁热，因此有烦躁。阳气郁结于大椎的表现有可能缘于太阴气机异常，升降障碍，故针尺泽下（发硬、发酸地方，在肌肉边缘进针）、阴陵泉，因太阴经合穴能调理全身的气机，再配大椎刺血拔罐增加出血量，可达到理想的治疗效果。

从选穴的效果来看，可知道阳明、少阴的异常为太阴异常引起，非主要病变经脉。太阴与阳明有表里关系。太阴"开"如有障碍有时能影响少阴"枢"的功能。少阴主一身生理性"火"的运行（包括元阳的分布），如少阴异常导致免疫力低。

虽然患者的父母亲也有此疾病，经络诊察并未发现足少阴经有异常，所以治疗时未取肾经腧穴，此为脏腑辨证与经络辨证的区别之一。

患者的迅速恢复有可能是因为他仍年轻，阳气相对盛，所以对治疗的反应较快，这与案 47 不同。

### 案 47：娄某，男，32 岁

**初诊：** 2010 年 12 月 25 日。

**主诉：** 顽固性荨麻疹 20 余年。

**症候：** 2010 年 5 月发作频繁，伴过敏性鼻炎。属过敏性体质。刻下以肩、背、腰部为重，呈片状风疹，搔后泛发，过累、紧张、皮肤刺激后易加重。晨起鼻子不通。苔白，舌胖；脉滑。

**经络诊察：** 太阴经、督脉异常。

**辨经：** 病在太阴经。

**选经：** 太阴经、足少阴经、督脉。

**选穴：** 尺泽、阴陵泉、复溜、大椎（灸）。

前三诊先灸大椎，针尺泽、阴陵泉、复溜，荨麻疹逐渐减轻，到三诊已未发。

**四诊：** 患者说腰部时发风疹，经络诊察发现阳明经明显异常，取大椎、神阙隔姜灸各 7 壮，悬灸肩髃 15 分钟。

**五诊：** 风疹已较前轻，时发。悬灸大椎、神阙各 15 分钟，针肩髃、曲池、足三里。

**六诊：** 症已平稳，鼻炎、风疹无明显发作，遇冷则发。苔白舌胖，脉弦。灸大椎、神阙各 15 分钟，针肩髃、曲池、照海、阴陵泉。六诊增加中药处方，为玉屏风散加减。

**中药处方：** 炙麻黄 3g　生白芍 12g　知母 10g　荆芥 6g

蝉蜕 6g　　　僵蚕 6g　　　黄芪 15g　防风 6g

地龙 6g　　　甘草 6g　　　白术 10g　（7 剂）

**疗效：** 经过 6 次诊治症见平稳，属显效。3 个月后追访，荨麻疹已基本不发作，唯偶尔劳累或紧张时有轻微的风疹。

**【医案解读】**

此例为 20 余年的顽固性荨麻疹，且患者为过敏性体质，病情较案46 严重。治疗思路与案 45 相似。经络诊察能显示两类经脉的反应。一为督脉和太阳经。因太阳经与少阴经相表里，有时候也能出现少阴经的异常，多属于先天遗传的原因。二为太阴经和阳明经，即脾胃的病变。

用针灸来治疗该病可先从尺泽、阴陵泉来考虑。尺泽、阴陵泉为手足太阴经的合穴，能调整太阴经气机运行，能化湿利水，治疗范围广；而手太阴肺主皮毛，该对穴对皮肤病有很强的治疗作用。根据具体证型和经络异常可加其他适当的腧穴。

四诊时发现阳明经异常，加针肩髃、曲池、足三里调理阳明气机。风疹主要以肩、背、腰部为重，但察经未发现太阳经有异常，因此未取太阳经的腧穴。病在早期时可能会出现太阳经有异常，但病已久，已导致太阳经（阳）虚，故以灸大椎（诸阳经之会）来补阳，中药处方里加麻黄作为太阳经的引药。此病虽涉及太阳经，但太阳经非病之本。

中药治疗过敏性皮肤病的基本方为：防风、乌梅、五味子、银柴胡，以这四味为主。按照具体证型可加适当的药，如蝉蜕、僵蚕、露蜂房类，此类药有解毒、清热、通透三焦的作用。治则为行血、散风、燥湿。临证时要根据不同的证型（偏热、偏寒、偏燥、偏虚等）进行适当加减。

按语：顽固性过敏性荨麻疹较难治疗。常用的西药为激素或组织胺，只能抑制表层皮肤的内分泌和代谢，暂时减轻局部的水肿，但药效消失后病症又发。而且很多类似的西药有镇静作用，使患者嗜睡。变态反应性疾病属多发病，是针灸疗法的适应证之一。但必须经过察经、辨经、选经、选穴的分析来治疗，才能获得较好效果。单凭经验穴位或特效穴组来治疗，很难获得满意疗效。

---

## 案48：冯某，女，70 岁

初诊：2006 年 10 月 23 日。

主诉：过敏性发作性皮疹 17 年。

症候：主要症状为面部干裂脱皮（身上亦有），涂药无效。本次发病与饮食和季节无明显关系。最早发病时为1989年，左臂外侧呈现湿疹样的皮疹，之后逐渐累及面部、腹部、背部，反复发作，慢慢变成干性的粗糙皮肤如猪皮，干裂。

经络诊察：太阴经、手阳明经异常。

辨经：病在太阴经、阳明经。

选经：太阴经、阳明经、任脉。

选穴：尺泽、阴陵泉、曲池、足三里、上脘。

二诊：症状无变化，加神门、三阴交，因为有发痒和睡眠差的症状，而且发现手少阴经有异常反应，病亦在少阴经。

三诊：睡眠已可，手少阴经已无异常。取神门、三阴交、尺泽、复溜、关元、建里、足三里。

四诊至七诊：症较稳定，加血海。

八诊至十二诊：天气变冷，皮肤疹点增多，脱皮加重（包括胸部，像牛皮癣），发痒，发热，干燥。取尺泽、阴陵泉、孔最、复溜、足三里、四关、关元、血海。

十三诊至二十诊：皮肤渐细腻，睡眠亦好转，风疹见平，症渐减。

12月21日：患者因为肩痛服"芬必得"，风疹又出，但较之前为轻，通过治疗病又减轻。此后患者的面部仍稍痒但皮肤已渐变细腻，脱皮已少。患者抹化妆品时皮疹又出现，伴干燥、脱皮。取穴以阳明经为主，加血海、印堂等。

经过一段时间的治疗，皮肤已基本没有大问题了，停针观察。

疗效：经过半年治疗，皮肤基本恢复正常。属临床显效。2011年追访时，患者已75岁；她说停针后症状稳定但偶尔晒阳光仍有过敏反应，但已无发痒、干裂、脱皮的症状，偶尔服养血的中药，基本稳定，属临床痊愈。

【医案解读】

本例属过敏性皮疹17年反复发作，使用化妆品更严重，甚至无法出门，经络诊察发现太阴经、阳明经异常。尺泽、阴陵泉为手足太阴经的合穴，对皮肤有很强的清热解毒作用，该对穴治疗皮肤病功效显著。通过肺气输布，将脾脏运化的精微布散到全身，濡润全身的肌肤。本例皮损较重，反复发作多年，皮肤慢慢地变成干性，粗糙变性。针灸治疗亦须较长时间，期间配合四关、关元温阳行气（元阳），增强气血的濡养作用。

**案 49：何某，女，57 岁**

**初诊：** 2013 年 3 月 13 日。

**主诉：** 反复皮疹发作 7 个月。

**症候：** 双侧颈、臂、腘窝处可见散在皮疹，色暗红、刺痒不明显。口干喜饮。易汗、潮热，有时腰酸，纳可，夜寐欠佳，大便溏，每日 3~4 次。

2012 年 8 月在美国探亲期间出现双侧臂部、颈肩皮疹，呈风团样，色红、刺痒，初为夜间出现，晨起即消。1 个月后症状加重，面积扩至双下肢，日间也有发作，曾外院就诊考虑"荨麻疹"，服药（具体不详）后消退。1 周后复起。后症状反复发作，夜间为重。

**经络诊察：** 手太阴经、手少阴经、手厥阴经、手少阳经、足太阴经、足厥阴经、足少阳经。

**辨经：** 病在太阴经及少阴经。

**选经：** 太阴经、少阴经。

**选穴：** 尺泽、阴陵泉、血海、复溜。

**二诊：** 上次针后当天晚上颈、背、腘窝、腹股沟发作皮疹 1 次，约 1 小时后自行消退。至今仅有少量小皮疹发作。降压药由 2 片减为 1 片，晚上血压偏高（140/90mmHg），仍潮热，眠易醒，大便溏，胸部憋闷感，舌尖红，苔薄少，脉沉细弦。点大椎、至阳，针阴陵泉、太白。

**疗效：** 治疗 2 次病情明显好转，属显效。

---

**【医案解读】**

太阴为三阴之表，主开。手太阴肺经主皮毛，主一身之气，行"治节"之职。足太阴经主运化，通过肺的宣发，脾经运化的营养物能宣发于全身。脾气升，肺气降。因此各种皮肤病与太阴经都有密切关系。

先取尺泽、阴陵泉调理本经气机；血海活血止痒；复溜滋阴。

二诊患者自述诸症已缓，第一诊针刺后当天晚上发作皮疹 1 次，但是皮疹的发作部位和刺痒感减轻，而且患者未服西药皮疹自行消退，口亦不干。皮疹减轻，加大椎调理营卫，至阳宣阳开胸，太白配阴陵泉健脾化湿。

王居易／针灸医案讲习录

# 诊后絮语
## 列缺的取穴方法

关于寻找列缺穴的方法，《扁鹊神应针灸玉龙经》云："列缺通任脉，别走阳明。针一分，向下。在腕侧，以手交叉取食指尽处，两筋骨罅中。"从此后人误认为列缺穴在手阳明大肠经上，即"以手交叉取食指尽处"常被误解为此。

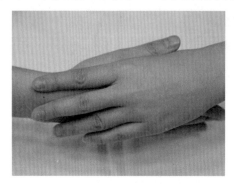

标准交叉取穴法

临床用上法取列缺，未起到应有的针刺疗效，而在手太阴肺经的缝隙中取列缺时疗效明显。笔者通过领悟和经验发现经典所说的"以手交叉取食指尽处"应该理解为两手交叉时双手掌相贴，如下图所示。

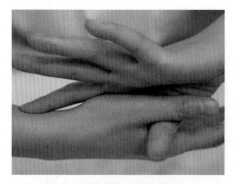

王居易交叉取穴法

从上图可见，列缺的取法是：从太渊穴的缝隙沿着手太阴肺经慢慢往肘关节的方向推，用心（而不仅用指）循摸，推到能感觉出桡骨上的凹陷点，即是列缺。

# 经络与变态反应疾病的关系

变态反应即过敏反应的意思。此类疾病包括过敏性鼻炎、哮喘、过敏性结肠炎、过敏性皮炎（例如荨麻疹）四个主要疾病。

反应过激或过缓都属于异常的免疫反应。有些人对某些刺激反应特别敏感，但有些人对同样的刺激反应反而很迟钝（如果受到某种刺激但不正常分解或排出毒物也会引起疾病）。身体里面的生理活动也如此，有些人免疫力低，有些人免疫力亢进。过敏性疾病即是对某种刺激物的反应过激的病变。

过敏性结肠炎的主要表现为黏膜发生吸收障碍、充血、发炎、水肿，导致疼痛、腹泻，甚至大便带血。呼吸道过敏引起的哮喘也如此，表现为气管壁充血、水肿，导致气管空间狭窄，从而引起呼吸困难。消化道与呼吸道的过敏性疾病皆具有内膜的病变，但过敏性皮肤病的病变反应主要在皮肤。

皮肤或气管过敏往往与食物过敏并列，因为肺与大肠有相表里的关系，此两器官又皆为与外环境接触的管道，且从胚胎学的角度来看，肺脏与肠管有同源性。从经络理论来讲，食道与手阳明大肠经有密切关系，有些大肠经的腧穴能治疗食道疾病，尤其是温溜以上的穴。

食物过敏即人体对某种食物有过敏，例如蚕豆、海鲜、芹菜、杏、桃、坚果、酒精、某些药物等等。过敏的具体状况及程度较复杂，随着人的体质、身体状态、情绪状态不同而改变。一般身体好时不发病，身体不好或衰弱时则发病。

过敏性疾病，尤其是以上提出的四种病，在针灸科常见。药物治疗的效果并不明显，但针灸有时能获得良好的疗效。那么经络与变态反应性疾病有何关系？《内经》里说："经脉者，决死生，处百病，调虚实。"在此的"处百病，调虚实"指"参与疾病"，说明所有的疾病皆有经络的参与，而经络对所有的疾病有调整的作用，此作用很强，甚至有时能超过药物的疗效。

变态反应性疾病的患者经常有家族史。此遗传关系的现象即为"五脏育精而主命"的意思，即基因（先天倾向）的表现。

## 一个顽固荨麻疹的病例回顾

一位30岁的女士在2004年2月23日来求诊，患顽固性荨麻疹，20年的痛苦，频繁发作，散发性的。遇冷、遇风易引起皮疹。服西药只能暂时缓解，药物疗效消失后仍需要再服。20 多年如此，屡治未愈。苔白腻，舌尖红，脉沉细。经络诊察显示太阴经、阳明经有异常反应。取尺泽、阴陵泉、曲池、三阴交、建里、合谷、太冲。患者 26 日回来告诉，针后当日皮疹骤然成片，浑身起痒，又服抗过敏药即稍微缓解一些，翌日全缓解（过去吃药只缓解一些，之后不会全缓解，说明不是药物的疗效），但仍有散在性的少数疹点，不痒。此次取穴同前，告诉患者再复发时不要服抗过敏药了，即使发痒亦不需服药。针刺 3 次后，患者已不再发了；一共针 8 次，20 年的疾病痊愈。

取尺泽、阴陵泉、曲池的道理可见上例的解释。因为风疹的分布为散发性的，所以取合谷、太冲；四关既能散外风和息内风，又能搜一身百节之风。

此病例最初出现病情加重的反应亦为"疾病反应"的例子（见案 31 有关"疾病反应"的解读）。

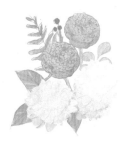

# 崩漏

## 案50：王某，女，28岁

**初诊：** 2010年3月30日。

**主诉：** 月经量多多年。此次行经20余日不止，量多有血块。

**症候：** 头晕，乏力，小腹痛，余正常。大便溏，1日1～2次。苔白舌淡，脉滑数。

**经络诊察：** 太阴经、厥阴经异常。

**辨经：** 病在太阴经。

**选经：** 足太阴经、足厥阴经。

**选穴：** 隐白（灸20分钟）、太白、孔最、地机、太冲。

**二诊：** 针后漏血已少。治疗同前。4月3号来电话，自诉病已消失。

**疗效：** 共2诊；属临床痊愈。

【医案解读】

本例为急性崩漏，伴有乏力、便溏、舌质淡，以及太阴经异常，属以脾虚为主的证型。取隐白（足太阴经井穴）止漏血，配太白（足太阴经原穴）健脾。原穴通过调节原气以温阳益气。灸隐白能升阳益气止血。太白治本，隐白治标。取孔最、地机是因两穴为手足太阴同名经的郄穴，虽然孔最似与妇科病无关，但诊察经络发现手太阴经异常，且同名经的相应腧穴有互相帮助的作用，地机常用于治疗妇科病，所以地机配孔最能加强对此病的疗效。

通过经络诊察发现，除太阴经以外，厥阴经也异常，故取太冲（足厥阴经之原穴）。太冲也是肝经的输土穴，肝有藏血功能，对崩漏有一定的调节作用。《素问》王冰注曰："然太冲者，肾脉与冲脉并下行循足，合而盛大，故曰太冲。"说明太冲通过冲脉的连接能治疗女子月经疾病，包括崩漏。太冲主"月经不调，漏下，阴缩，产后出汗不止，经闭等"。（《针灸腧穴学》）

仅通过 2 次的治疗，此病痊愈，说明配穴力专，疗效会更明显。

按语：崩漏病因病机多端，此例只是常见的脾虚病机证型，此外尚有中气下陷、相火过亢等多种病机，临床上必须根据症候结构，结合经络异常，详细分析，而后辨经、选经、选穴，才能取得较好效果。

---

### 案 51：刘某，女，49 岁

**初诊**：2011 年 9 月 15 日。

**主诉**：月经过多数年，加重 3 年。

**症候**：月经周期不准，平均两月来一次。9 月 4 日来经，出血已 11 天不止，量多（一天换 2～3 次卫生巾），色深，伴有大量血块。舌淡苔薄，脉沉弱细。曾经因月经过多而致贫血。3 年前，因此病严重，到医院行刮宫手术。当时西医诊断为子宫内膜增厚。

**经络诊察**：厥阴经、太阴经、阳明经异常。

**辨经**：病在太阴经、厥阴经。

**选经**：足太阴经、足厥阴经。

**选穴**：隐白（灸 20 分钟）、太冲、曲泉。

**二诊**：前诊当日下午出血量已少；近日已无血块，血量已减少二分之一，脉象比前诊有力。灸隐白 20 分钟，针太冲、蠡沟。

**三诊**：血量亦少，已基本消失。再灸隐白巩固。

**疗效**：共 3 诊；属临床痊愈。患者因回原籍而暂停治疗。

【医案解读】

此例像崩又像漏，但因病程长，从时间上来看，似以漏为主，以崩为辅。舌淡苔白，脉沉细弱，属虚证，当然亦与出血 11 天有关。

经络诊察主要为厥阴经异常。阳明经异常的原因是否为太阴经、阳明经相表里或原来有胃病，尚不能确定，而舌象脉象属虚证，辨证为脾虚，即与太阴经异常相对接。隐白为脾经的井穴，善于治疗漏下，又恰为足太阴经与足阳明经交会之处，故灸之。如初诊脉弦数就不灸隐白，而灸大敦。

隐白为治标，另取太冲、曲泉治本。曲泉为肝经的合穴。《难经》说："合主逆气而泄。"指合穴能调理本经的升降气机。初诊针刺曲泉后当日出血已少而血块已消失，说明升降功能有所改善，故二诊将曲泉改为蠡沟调整肝络。

患者适逢更年期月经紊乱的时期，应调理好厥阴经功能，让患者安全度过更年期，预防更年期综合征。

---

### 案52：王某，女，39岁

**初诊：** 2011年1月15日。

**主诉：** 月经过多3个月。本次行经20余天。

**症候：** 2010年12月25日行经至今未净，量多有血块，腹痛，腰凉。苔薄，脉弦细。患者有痛经史、腰痛史多年。

**经络诊察：** 足太阴经、少阴经、厥阴经异常。

**辨经：** 病在厥阴经。

**选经：** 足厥阴经、足太阴经、足阳明经。

**选穴：** 大敦（灸15分钟）、三阴交、足三里。

**疗效：** 治疗后翌日血止。共1诊；属显效。1个月后电话告知月经正常。

【医案解读】

本例出血量多、有血块，且由于工作原因经常喝酒过多，故判断为以厥阴经异常为主。厥阴经为三阴之里，主静止澄澈阴血，异常则造成阴血运行障碍，灸大敦调整之。察经显示足三阴经异常，与症候相符，取三阴交。因体质属脾胃虚寒，加足三里。

按语：本例应于每月经前治疗1～2次，或可痊愈。

# 闭 经

**案 53：吉某，女，30 岁**

**初诊：** 2010 年 9 月 9 日。

**主诉：** 闭经 4 个月。

**症候：** 无妊娠反应。苔白舌淡，脉沉缓。近 4 个月来体重增加明显。3 年前有一次人工流产史，余无明显异常。

**经络诊察：** 足太阴经、足少阳经异常。

**辨经：** 病在太阴经。

**选经：** 足太阴经、足阳明经、足少阳经。

**选穴：** 天枢、关元、三阴交、太白、足临泣。

**二诊：** 针灸当日少腹胀微痛，翌日即消失。取天枢、关元、三阴交、水道、维道、公孙。

**三诊：** 月经仍未至。检查未妊娠。少腹时痛，不凉。取关元、中极、天枢、水道、归来、三阴交、公孙（加灸 15 分钟）。

**四诊：** 月经仍未至。再次察经，足太阴经、足少阴异常。针太白、太溪、关元、气海、肓俞、三阴交，灸神阙。

**疗效：** 经过 4 次针灸治疗后月经来潮。

---

【医案解读】

患者闭经 4 个月，未行妇科检查，无妊娠反应。有人工流产史、经迟史；4 年前亦曾闭经，未治疗而自然恢复。近 4 个月来体重增加明显。苔白舌淡、脉沉缓皆指虚证。患者生活压力较大，这可能是导致闭经的原因之一。

经络诊察发现以太阴经异常为主，足太阴经调节经血的按时来期。取关元、三阴交、太白。配足临泣调理带脉。天枢是足阳明经的腧穴，腹部诊察时发现异常。天枢亦可治经迟，如《百症赋》载："月潮违限，天枢、水泉细详。"

二诊至三诊，患者自述经水未来，但小腹稍疼，这种反应是一种好现象。治疗基本相同，加灸公孙，温通冲脉。部分患者在灸公孙的过程

王居易／针灸医案讲习录

中能出现温暖的气感，沿着足太阴经传至腹部。大多数患者一开始灸公孙只有局部热的感觉，但经过几次或数次治疗，热气能逐渐传到踝部或小腿，通过长期灸公孙，慢慢能感觉热气到小腹部，这种效果较佳。

四诊时月经仍未来潮，故再次察经络，发现足太阴经、足少阴经皆异常。足少阴经是先天之源。若肾气虚，冲任不足，而足太阴脾经亦虚，后天不能养先天，则血海虚，可导致闭经。取关元、三阴交、太白、太溪补益脾肾，配气海、肓俞、神阙补肾气。

四诊之后，患者来电话告知，月经来潮。

# 痛经

## 案 54：王某，女，35 岁

**初诊**：2009 年 12 月 17 日。

**主诉**：痛经 15 年。

**症候**：经期第 2 天出现腹痛，疼痛剧烈，持续约 4 ~ 5 小时，腰腹冷痛，经色深，带经 6 ~ 7 天，白带不多。诱因不详。服止痛药不能止痛。苔白，舌暗淡，脉沉。

**经络诊察**：太阴经、厥阴经、太阳经、阳明经异常。

**辨经**：病在太阴经、厥阴经。

**选经**：太阴经、厥阴经。

**选穴**：公孙（灸）、地机、太冲。

**二诊至五诊**：灸公孙及针关元、三阴交为主，每周治疗 1 次。

**疗效**：治疗 5 次之后痛经明显减轻，再巩固 8 次痊愈。

【医案解读】

患者痛经 15 年。此患者来诊时已在经期第 2 日，腹痛伴腰腹凉，经色深，有白带；消瘦、纳差、四肢凉。经络诊察发现太阴经、厥阴经、太阳经、阳明经异常，以太阴经和厥阴经为主。脾阳虚，易生内寒，寒凝胞宫之经络，故导致痛经、腹凉、四肢冷。太阴经主开，化湿；厥阴经主阖，主疏泄。脾阳虚，则开阖的平衡失调，木克土，导致太阴经运化失常，厥阴经疏泄失常，气滞血瘀，胞脉不畅，故导致痛经。

初诊以止痛为目标，急则治其标，针地机、太冲，灸公孙。地机为足太阴脾经的郄穴，能止与太阴经有关的痛经。太冲为足厥阴肝经的原穴，能温养阴血，温通下焦。公孙为足太阴脾经的络穴，通冲脉，冲脉为血海、十二经之海，灸公孙能温养冲脉。

二诊至五诊，治疗以公孙、关元、三阴交加减为主。治疗5次后第2次经期未出现痛经。

由于患者不能持续治疗，一般经期前1~2周求治，1周来1~2次。治疗过程中，症状逐渐减轻。痛经减轻之后以公孙、列缺调理冲任，但经前改为关元、三阴交活血养血，地机止痛。4个月内治疗13次，痛经痊愈。

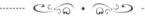

### 案55：刘某，女，42岁

**初诊：** 2012年4月11日。

**主诉：** 痛经20年，加重2年。

**症候：** 月经初潮3年后即出现痛经，每次于经前1周开始出现乳房胀痛、小腹坠胀，至行经之日起出现小腹痛，至行经第2日疼痛剧烈，痛以脐下小腹为主，拒按。近1年来痛处转移至右腹股沟处，痛呈针刺、刀割样，得温痛减。舌红、苔薄黄，左脉沉细，右脉沉弦。既往有子宫内膜异位症、盆腔炎病史。

**经络诊察：** 厥阴经、太阴经、足少阴经异常。

**辨经：** 病在厥阴经、冲脉。

**选经：** 足厥阴经、冲脉。

**选穴：** 曲泉、公孙、中都。

**二诊：** 针治后觉双足温热感。现为月经前1周。虚汗、怕冷、畏风。小腹坠胀有欲排便感，无乳房胀痛。心烦易怒，夜间躁热。口干时有干咳，饮不解渴。舌淡红、苔薄黄，脉弦细。上穴加大陵。

**三诊、四诊：** 针后4月25日月经来潮，色黑，血块多，经量中等，小腹痛，

王居易／针灸医案讲习录

连及腰骶部，如坐冰中，无恶心呕吐，当晚服用芬必得0.3g缓解。痛经持续至经期第3天，疼痛程度较前减轻。服用芬必得0.3g，每日2次痛可忍受。5月1日月经结束。纳可，二便调。舌暗红有齿痕，苔薄白。脉滑数。取公孙、太冲、地机、三阴交。

**五诊、六诊：** 有时心悸易急，夜寐多梦，口干缓解，手足心热，纳少，便溏，一日一行，偶觉腹胀，白带量多。舌边淡红，苔薄白，少津，脉弦细。经络诊察：手太阴经、手厥阴经异常。取大陵、内关、行间、三阴交、关元。

**七诊：** 5月19日来月经。小腹痛较前减轻，小腹冷，月经量少，色黑。入睡困难好转，口干好转。舌淡红，苔白，脉弦。取公孙、地机、列缺。

**中药处方：** 桂枝10g　赤白芍各10g　丹皮10g　　桃仁10g

茯苓10g　乌药10g　　怀牛膝10g　川楝子10g　　（7剂）

**疗效：** 治疗7次症状缓解，再巩固治疗3次。

---

**【医案解读】**

厥阴经在三阴经属里，主血液的净化，分配血至身体各处，可维持血液的质量，包括经血的质量。一旦厥阴经失常，可出现伴见血块、刺痛的痛经。另外，疼痛部位在厥阴经循行经过的腹股沟处，亦提示病在厥阴经。冲脉起于胞中，为血海，供应女子生殖器官的血并使血充盈于子宫内膜，也能调节经血的周期性。太冲脉盛，月事时下。通过冲脉的调节，月经按时而至。

取曲泉、中都、公孙。曲泉是足厥阴经的合穴，可调节本经的气机。中都是足厥阴经的郄穴，能止痛。公孙调理冲脉。

二诊患者在月经前1周，症现心烦易怒，夜间躁热，口干时有干咳，饮不解渴。取穴同前加大陵。大陵为手厥阴经的原穴，可清郁热。厥阴经在三阴之里，若心包的经络不畅，易产生郁热，可导致心烦易怒、夜间躁热、口干等症。

三诊以调理太阴经为主加太冲。取公孙、地机止痛，三阴交活血。针刺后患者月经来潮，当时不痛经，但当晚出现痛经，服了止痛药可忍受疼痛。太阴经在三阴经属开，行津液于全身，能提供营养物并将废物吸收和排除，包括经血的吸收和排除。

五诊至六诊以调理厥阴经为主，取大陵、行间为主穴，清厥阴之郁热。厥阴经郁热减轻以后，思路改为以调节冲任脉与太阴经为主，取公孙、列缺调理冲任；脾虚表现如便溏，加太白；关元、三阴交活血，调理内分泌；经前期或经期痛经加地机；有肾阳虚表现加太溪。后给患者开桂枝茯苓丸加减以活血化瘀消积。

# 乳腺增生

**案 56：杨某，女，27 岁**

**初诊：**2009 年 9 月 17 日。

**主诉：**乳房胀痛（乳腺增生轻度）3 年。

**症候：**经前乳房胀痛，累及乳上及胁下。苔薄白，脉沉细。

**经络诊察：**太阴经、阳明经、少阳经、足厥阴经异常。

**辨经：**病在少阳经、阳明经。

**选经：**少阳经、阳明经。

**选穴：**支沟、阳陵泉、梁门、梁丘、中脘。

**中药处方：**

| | | | |
|---|---|---|---|
| 柴胡 10g | 白芍 12g | 郁金 10g | 茯苓 15g |
| 白术 10g | 川楝子 10g | 煅牡蛎 20g（先煎） | 青皮 6g |
| 法半夏 6g | 香附 10g | 王不留行 10g | （10 剂） |

**疗效：**治疗 3 次之后（每周治疗 1 次）乳房胀痛和肿块已消失，再治疗 1 次巩固疗效。属临床痊愈。

【医案解读】

患者乳房经期时胀痛 3 年，近日做体检诊为双外侧乳腺增生。来月经时乳房胀痛、少腹痛，经血有血块，易急躁；月经干净之后这些症状皆消失。触诊时于双乳房外侧摸到肿块。经络诊察及辨经确定与本病关系密切的是少阳经和阳明经。按经络循行，足阳明经行于乳房的中部，足少阳经行于乳房外侧。少阳经主枢，但患者多思易怒，为肝郁气滞，久思气结，影响少阳经疏泄功能，气机阻滞，气血上逆，脾气结滞，水湿失运，痰浊内停，则乳房胀痛而有肿块。因为少阳经疏泄功能受阻，不能维持经络的通畅，亦不能转枢足阳明经的郁热，则阳明经的气血阻滞，足阳明经运行于乳房，故引起乳房胀痛。支沟、阳陵泉属少阳经的腧穴，可疏泄少阳经郁结。梁丘为足阳明经的郄穴，可调节本经经气，因此可止痛消肿，能治乳房肿痛、乳腺增生。中脘为胃的募穴，可排除本脏堆积的代谢物。梁门为足阳明经的腧穴，与中脘在同一个水平线，邻近乳房。针右侧梁门穴要谨慎，不能过深，因为临近肝脏。最后一次治疗，为了巩固疗效，针支沟、阳陵泉、足三里。

由于患者只能一周一次治疗，为加强效果，辅以逍遥散加减，有疏泄少阳、健脾、解郁、化痰、散结、安神的作用。针药并用，肿块皆消失。仅用针灸治乳癖亦有效。

---

## 案 57：郭某，女，42 岁

**初诊：** 2013 年 1 月 9 日。

**主诉：** 经前左乳胀痛 3 年余，加重 2 个月。

**症候：** 口干苦，性急。大便干，一日一行。素体腹部畏寒，遇冷即痛泻。舌胖、唇红、苔薄白，脉弦细。

患者 3 年前于产后出现左乳轻微胀痛，多于经前出现。曾行超声检查示"乳腺增生"。近 2 月疼痛频率较前密集，程度较前加重，呈胀痛，有时刺痛。某医院诊断"乳腺纤维瘤"。有宫颈糜烂病史，已治愈。月经周期 28 天，行经 7 天，经血色红，有血块，无痛经。

乳腺超声（2012 年 12 月 3 日，北京某医院）示：双侧乳腺增生，左乳多发实性结节（左乳可见多个低回声区，较大位于 11 点位、2 点位，大小分别为 0.45cm × 1.33cm 和 2.63cm × 1.63cm，形态规则，边界清晰，内部回声分布欠均匀，彩色多普勒示其内血流信号不丰富）。

**经络诊察：** 手太阴经、手少阳经、足太阴经、足厥阴经、足少阳经异常。

**辨经：** 病在厥阴经、少阴经。

**选经：** 厥阴经、少阴经。

选穴：天池（左，撅）、极泉（撅）、郄门、阴郄、中都。

**二诊：**首诊后 2 日乳痛有所减轻，近 2 日适逢经前，疼痛复作。自觉左乳结块有所缩小，较前变软。偶有左颈、左乳外上、左腋下刺痛感，一过性发作，无规律。舌胖质淡暗，边略红，苔薄白，欠润，脉弦细。取穴同前，加撅双天池。

**三诊：**1 月 18 日月经来潮，乳痛较经时减轻，已无刺痛感，但有时仍觉一过性钝痛，每日 2～3 次。自查觉左乳结块已不明显。舌胖，质淡暗，苔薄白，脉弦细。太阴经、厥阴经、足阳明经异常。左乳外上象限可触及 1 个 1cm×1cm 结块，质中，轻压痛。针取穴同前。撅天池。

**疗效：**治疗 3 次疗效明显，再巩固治疗几次，属显效。乳痛明显减轻，乳腺增生的结块也缩小。乳腺超声（2013 年 5 月 4 日，北京某医院）示：双侧乳腺增生，左乳多发实性结节（左乳可见多个低回声区，较大位于 2 点位，大小 0.62cm×1.17cm，形态规则）。

## 【医案解读】

患者乳房胀痛 3 年，加重 2 个月，西医诊为"乳腺增生""乳腺纤维瘤"。3 年前出现乳房肿痛、刺痛感，最近 2 个月发作较频繁，以左侧乳房为重。经络诊察发现手足厥阴经、手少阴经、手足少阳经和手足太阴经异常，并在乳外上缘摸到一个结块，左侧极泉和天池穴也有异常。由于患者的乳痛部位与其乳腺结节位于手厥阴经和手少阴经，另外，其他症候如口苦、易急躁、脉弦、月经经水有血块与其异常经脉有对接，故选厥阴经、少阴经治疗。

先撅左侧天池、极泉，从浅层逐渐往深层撅，分开组织的粘连，令组织之间的体液能流动，有疏泄、止痛、消肿散结的作用。天池位于"腋下三寸，乳后一寸，著胁直腋橛肋间，手足厥阴、少阳之会，主胸膈烦满、腋下肿"；极泉位于"臂内腋下筋间，主胁痛悲愁"（《针灸聚英》）。后针手足厥阴经的郄穴郄门、中都，与手少阴经的郄穴阴郄，皆通过控制本经的气血流量而达止痛之效。治疗 2 次，患者乳痛明显减轻，而且自查乳腺结块缩小，月经来潮时乳痛亦不明显。后续治疗其他病症期间仍撅左侧乳房上外缘的部位，如天池或中府。有两次发现左缺盆穴有异常，有变硬、紧的筋，行弹拨手法。缺盆属阳明经的腧穴，足阳明经循行于乳房。从六诊开始配合中药四逆散加减，有疏肝通络、化痰散结、温阳健脾的作用。治疗后患者行乳腺 B 超发现，乳腺结节已明显缩小。

按语：本病例体现出经络诊察对确认病变部位的重要性。调整经络有多种手段，如手法、针灸、中药，应该合理配合，适当使用，方能取得满意疗效。

# 宫寒

**案 58：刘某，女，35 岁**

**初诊：** 2009 年 6 月 6 日。

**主诉：** 腰腹冷痛多年，孕后流产 2 月。

**症候：** 结婚 9 年。2 月前孕 2 个月后流产。妇科诊为子宫后倾，宫颈糜烂（中度）。自述腰腹冷，乳胀。月经量少，月经 40 天一行。舌淡苔白，脉沉细。

**经络诊察：** 手少阴经、手太阳经、足太阴经、足太阳经异常。

**辨经：** 太阴经、少阴经为主要病经，累及奇经八脉。

**选经：** 足太阴经、冲脉、任脉。

**选穴：** 关元、维道、地机、公孙。（适逢经期，去关元、维道，加神门）

**二诊至九诊：** 以上选穴为主 加减。

**十诊：** 右少腹痛胀。灸胞肓、腰阳关，针关元、三阴交、带脉、水道。

中药处方：车前子 10g 　王不留行 10g 　当归 10g 　赤芍 10g
　　　　　女贞子 10g 　桂枝 6g 　　　　茯苓 15g 　丹参 15g
　　　　　怀牛膝 10g 　薏苡仁 15g 　　香附 10g 　甘草 6g 　（20 剂）

**十一诊至十六诊：** 经妇科检查获知已孕（6 周），无异常感觉。太阳经异常，固肾调冲。针太冲、列缺、公孙。

**十七诊至十九诊：** 无不适。以灸公孙为主。出现恶心呕吐时可取内关、足三里。

**疗效：** 每周治疗 1 次，治疗 12 次后症状基本平稳，配合中药（在治疗十诊时方加减，共服 20 剂）。2010 年 7 月 31 日来电述已生一子，母子平安。

【医案解读】

　　患者结婚9年未生孩子，2个月以前自然流产，妇科诊断为子宫后倾、宫颈糜烂，欲怀孕而求治。经络诊察发现足太阴经、手少阴经、手足太阳经异常。建议患者先调理经络，身体调整好之后再妊娠。

　　分析患者病情有三个主要问题需要治疗。其一，自然流产之后，气耗血伤，冲任亏虚。另外流产后，肾阳气虚，少阴经主枢，主热，通过三焦阳气运行于太阳经，太阳经主开，主一身之表，温养固表，若肾阳虚，太阳经阳气亦虚，故易受寒，寒凝血脉，不通则痛，因此导致腰腹凉。经络诊察亦确认病在少阴经、太阳经，足太阳经的原穴京骨发现有结节，说明足太阳经的原气虚，能推断少阴经亦阳虚。其二，患者有子宫后倾。虽子宫后倾者能怀孕，但对受孕有一定的影响。子宫后倾的患者，有先天与后天之分，可由于子宫韧带疏松，或人工流产之后导致后倾，或炎症引发子宫体与大肠之间的组织粘连。针灸可改变盆腔的血液供应，故可调整子宫后倾。其三，此患者伴有中度宫颈糜烂，亦能影响受孕。

　　根据病情先活血养血，调理冲任，主要取冲任二脉腧穴及太阴经腧穴养血，使冲任气血调和，促进胞宫功能恢复。

# 宫颈糜烂

## 案59：张某，女，32岁

**初诊：** 2009年5月2日。

**主诉：** 盆腔炎、宫颈糜烂2个月。

**症候：** 白带色黄，妇科检查提示"重度宫颈糜烂"，腹部发凉，月经周期调，苔白，脉沉。

**经络诊察：** 太阴经、少阴经异常。湿热为病。

**辨经：** 太阴经、少阴经。

**选经：** 太阴经、少阴经、任脉、冲脉。

**选穴：** 公孙、中极、横骨、大赫、复溜。

**二诊：** 面部痤疮发作，面热，不痒，疲倦，脉弦细，苔白略黄，咽痛。扁桃体肿大。至阳、神道放血。针关元、水道、尺泽、阴陵泉、三阴交。

**三诊：** 白带已转稀，味亦减，仍疲倦，面热。睡眠安，苔白厚略黄，脉沉。右少腹胀不适。针关元、归来、右维道、三阴交、太乙、阴陵泉。

**四诊至六诊：** 带下色黄，右少腹隐痛，为湿热下注征象。针关元、归来、尺泽、阴陵泉、三阴交、公孙、照海等穴调治。

**七诊至九诊：** 症有转机，湿热症状渐减。针尺泽、阴陵泉、关元、公孙、三阴交。

**十诊至十四诊：** 白带已净，少腹痛。病在阳明经、太阴经。针关元、水道、维道、三阴交，灸次髎、胞肓。

**疗效：** 共十四诊，后经妇科检查基本正常，属显效。2年后怀孕，育有一子。

## 【医案解读】

患者流产后出现盆腔炎症，经妇科检查诊断为盆腔炎、重度宫颈糜烂，同时伴有乳腺增生。曾在妇科治疗多次，盆腔炎症好转，宫颈糜烂未见好转。夫妇担心影响生育，希望近两年怀孕，故前来求治。

本病病在太阴经、少阴经，由人工流产伤及冲任而起，带下味重、色黄为湿热邪毒下注所致。"冲为血海，任主胞胎"，与女子胞宫密切联系，故本病以关元、公孙等穴调理冲任为主，并取太阴经尺泽、阴陵泉清利湿热，少阴经照海补益肾气。由于病症较重，诊治六次病情始现转机，带下症状明显好转，唯遗少腹隐痛一症。经络诊察发现病在阳明经、太阴经，故调整治疗方案，在前方基础上加灸次髎、胞肓及关元，继续调理盆腔气血，同时用少腹局部腧穴维道、水道、气冲等活血行气。经调治十余次，带下、腹痛症状均消失，妇科检查重度宫颈糜烂痊愈。后顺利怀孕产子。

# 不孕

## 案60：曹某，女，27岁

**初诊：** 2008年7月23日。

**主诉：** 继发性不孕1年。

**症候：** 婚后1年不孕，经查诊断为"一侧输卵管不通"。经前腹痛，月经色暗，周期正常，排卵正常。苔薄，脉弦滑。

经络诊察：太阴经、足阳明经异常。

辨经：病在太阴经、冲脉。

选经：太阴经、足阳明经、任脉。

选穴：尺泽、阴陵泉、中极、关元、水道、归来、三阴交。

二诊：脉仍有弦象，选穴同前。

三诊：脉弦象已平，症无明显变化，月经将至。针中极、关元、水道、归来、三阴交、公孙。

四诊：月经时腹痛已减轻，经色较前鲜艳。舌脉正常。针三阴交、公孙、太白。

五诊：月经已净。针列缺、公孙、太白、三阴交。

六诊：症同前。针中极、关元、水道、归来、三阴交、公孙。

七诊：症无变化。选穴同前。

八诊：近日尿急尿痛。针尺泽、阴陵泉、三阴交。

九诊：尿急、尿痛已平。针中极、关元、水道、归来、三阴交、太溪。点命门、肾俞、胞肓。

十诊：无明显症状。针命门、肾俞、志室、胞肓。停针观察。

**疗效：** 1个月后，电话告知已孕。

【医案解读】

　　本病例为一侧输卵管不通造成的不孕，经络诊察发现患者太阴经及足阳明经有异常，由于太阴经（脾统血）与冲脉（血海）联系密切，足阳明经为多气多血之经，而且其经脉循行与腹部胞宫直接相连，可以行胞宫气血，疏散瘀滞，任脉主养胞宫气血，故取以上经脉调治。取尺泽、阴陵泉、中极、关元、水道、归来、三阴交为主穴。治疗4次之后，症状即有变化，月经色泽及腹痛症状均减轻。此后以三阴交、公孙、太白为主调治，后四诊出现尿急、尿痛泌尿系湿热征象，加尺泽、阴陵泉、肾俞、命门等穴调治而愈。停针1个月之后顺利怀孕，后生一女，母女健康。

**案61：张某，女，28岁**

**初诊：** 2007年1月24日。

主诉：继发性不孕 2 年。

症候：病起于人工流产（药物）之后。左侧少腹痛，妇科检查有盆腔积液，双侧输卵管欠通畅。经治疗后盆腔炎已愈，但少腹痛未缓解，月经期痛甚，周期、经量正常，经血色暗。白带黏稠，量不多。舌暗，苔薄，脉沉滑。

经络诊察：少阴经异常。

辨经：病在少阴经。

选经：少阴经、太阴经、任脉。

选穴：水泉、肓俞、关元、三阴交。

二诊：左少腹未痛，前方加地机。

三诊至五诊：少腹时痛，程度减轻，仍有少许白带。针关元、水道、三阴交、血海、公孙。

六诊：经期、经量、经色正常，少腹痛减。针足三里、三阴交、太冲。

七诊至十诊：少腹痛减，月经按期且量色正常，带下黄，察左侧少腹略痛，脉滑数。针中极、关元、三阴交、水道、归来、太冲、阴陵泉。停针观察，服中药调治。

中药处方：益母草 15g　当归 10g　　白芍 10g　　川芎 6g

　　　　　木香 3g　　炒枳壳 6g　柴胡 6g　　制香附 6g

　　　　　覆盆子 10g　元胡 6g　　车前子 10g　川楝子 6g

　　　　　萹蓄 10g　瞿麦 10g　　（14 剂）

疗效：经 10 次针灸治疗，配合中药调理 14 剂，5 个月后怀孕，2008 年 2 月顺产一子。

【医案解读】

本例病患缘于流产术后伤及任脉胞络而起，经络诊察发现足少阴经异常，立法行气活血化瘀，温养肾气，选少阴经、任脉及与胞宫位置相近的局部穴位为主调治，配合太阴经公孙调理冲脉气血，化解胞宫瘀滞。治疗后患者少腹部疼痛明显缓解，表明胞宫瘀滞已通畅，再配合中药四物汤加行气活血化瘀药物而收显效。

按语：妇人婚后生子是生命的正常生理现象。不孕的原因很多，以上四例均由各种原因不能顺利受孕生子而就诊。我对此症知识有限，只是根据患者的病候、病机（流产血虚、腰痛、子宫后倾、少腹痛、子宫糜烂等）和经络变动情况，适时视情，选经配穴，病候消失，经络功能恢复了，自然就可以怀孕了。妇人妊娠是其天性，不是医生使其生子，医生也无此医术！

# 诊后絮语
## 崩和漏的区别

崩，为出血量多，时间较短；漏，为出血量少，时间较长。从现代医学来看，崩，多为血管本身病变，如毛细血管破裂等，渗出的血量多；漏，属于凝血机制障碍，如血小板数量低或凝血功能差，渗出的血量少。

崩中属于肝脏的病变，因为大血管出血与厥阴经有关；漏下属于脾脏的病变，因为毛细血管出血归太阴。二者统称崩漏。

临床上，有时崩和漏很难区分，因为在同一位患者身上常崩和漏并见。

## 隐白与大敦的特殊功能

隐白、大敦之间距离最大为1寸，虽如此，两井穴的治疗亦有区别：大敦善于治疗崩中，隐白善于治疗漏下。

《针灸聚英》提出的隐白主治包括"妇人月事过时不止"。脾统血，使血不从毛细血管往外渗出。隐白为足太阴脾经井穴，有升阳益气止血的作用，能治疗气虚不摄的证型。毛细血管漏出的血量小，故隐白能治疗漏下。经过试验发现，隐白穴能提高血小板的数量，也能用于其他慢性出血疾病，例如胃出血、肠出血，尤其妇科月经久久不净。隐白亦为足太阴经与足阳明经之交界处，因此该穴亦有镇静作用，能治疗精神障碍。

肝藏血，厥阴经为三阴之里，主合，有收敛、固摄、静止的作用。大敦为足厥阴肝经的井穴，能令血管的藏血功能得以恢复，不让血往外漏。血管漏出的血量大，故大敦能治疗崩中。

为什么灸（而不是针）脾经、肝经的井穴能治崩漏？井穴为阴阳两经交会处所，位于甲床里，对于调整阴阳转化、阳气生发有明显作用。井穴也可升阳，其作用体现在灸法，例如灸脾经的井穴能激发脾阳（统血）功能。

既然隐白、大敦之间的距离不大，无论崩或漏，能否隐白、大敦一起灸？临床发现，这么灸反而效果不好。过多或不适当的针灸会使各腧穴功能互相干扰。隐白、大敦两穴一起灸等于不灸，就像把整个脚趾烧一烧，没有任何治疗作用，缺乏准确性、选择性。大家可以想一想，针刺疗法为什么使用细小毫针而不用矛刺？

## 诊疗妇科病趣闻

1987 年，笔者在南美某国家教学时，上午讲课，下午临床。全班大约有 20 人，其中有一位西医中医同修的学生，自己有诊所。有一天，他向笔者咨询，妇女产后 1 个月之后又出血是怎么回事。笔者要求学生把患者带来，经络诊察后才能判断病情及治疗。学生怕丢失患者而找借口不带患者来。笔者只好说："我无法准确判断，只能跟你说几个能治疗出血疾病的腧穴。"学生拿着笔纸准备记下。"百会、前顶、足三里、太渊、内关、中脘、三阴交、太冲、合谷、膈俞、肝俞、脾俞、肾俞、太溪……"笔者未说完学生就放下笔纸不想记了，说不可能一次针这么多穴位。第二天学生把患者带来让笔者诊察，结果就是足太阴经异常，属脾虚证型，建议学生给患者灸隐白。翌日出血已少，再灸两次隐白、针一次足三里即可。

从此例说明，一定要认真辨证察经才能取穴。出血的原因很多，而止血方法也很多，必须根据出血的病机选经配穴。

## 痛经所累及的异常经脉

痛经的病因、病机很多，一般认为气滞血瘀、寒邪凝滞、湿热郁结、气血虚弱、肾气亏损等都可引起痛经。按经络气化理论包括经络诊察，此病能累及太阴经、少阴经、厥阴经、少阳经、冲脉、任脉，有时单独一条经异常，有时多条经异常。太阴经调节经血的吸收和排除及按时来潮；厥阴经有净化血液的功能，保持血液的质量；冲脉为血海，调节月经的周期性，帮助卵巢的发育。

这几条经协调，经期、经量、经色、经质等皆正常。如有异常，要根据经络诊察认清病变经络，选择治疗经脉，灵活选配腧穴，一般都能有效。

# 乳腺增生小结

乳腺增生属中医的乳癖。一般认为乳房为肝胃二经所司，肝气郁结，气机阻滞，脾气结滞，水湿失运，痰浊内停，滞结于乳房则发本病。《外科正宗》记载："夫乳病者，乳房阳明胃经所司，乳头厥阴肝经所属。……忧郁伤肝，肝气滞而结肿。……又忧郁伤肝，思虑伤脾，积想在心，所愿不得志者，致经络痞涩，聚结成核，初如豆大……"

虽然一般认为乳癖病累及足厥阴肝经和足阳明胃经，但仍然要根据察经络的结果。通过以上两个病例发现，相关的经络不局限于此两条经络。

案56属阳明经和少阳经的乳癖。少阳经与厥阴经相表里。取支沟、阳陵泉疏泄少阳经，由于足阳明胃经循行于乳房，故配其郄穴梁丘止痛。少阳、阳明经之郁滞得解，经络疏通，乳房痛止，乳块渐消。

案57通过经络诊察确认属厥阴经和手少阴经异常为主的乳癖。患者的乳痛较重，取足厥阴经、手少阴经的郄穴止痛。使用局部的手法（揲、弹拨）为促进局部组织之间的气血流动，气血一动，有疏泄止痛、散结之效。

这两个病例再次证明经络诊察的临床价值。临床上不要局限于所谓"标准"的治疗方案。用经络诊察，对疾病的认识会加深，治疗的思路会扩大。

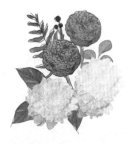

# 小儿遗尿

**案 62：李某，男，6 岁**

**初诊：** 2010 年 8 月 28 日。

**主诉：** 夜间遗尿 3 年余。

**症候：** 近 1 个月来每天尿床。大便干，色深。发育缓慢，消瘦，易外感。原来食欲不振，现已改善。曾患小儿麻痹（右小腿肌肉萎缩，因此右腿比左腿短）。右下肢细，跛行。舌中部有白苔，苔厚，苔白滑，舌淡；脉沉细。

**经络诊察：** 未见明显异常。

**辨经：** 病在足少阴经、足太阳经。为脾肾虚寒体质。

**选经：** 足太阴经、足太阳经、任脉、阳明经。

**选穴：** 肾俞（点）、大椎（灸 15 分钟）、身柱（灸 15 分钟）、手足三里、建里、中极、三阴交。

**二诊：** 苔滑，舌淡，已不遗尿。点中极，针建里、中脘、手足三里，灸身柱 15 分钟。

**疗效：** 共 2 诊；属临床痊愈。

**【医案解读】**

此例为"小儿发育缓慢"全程病例中的遗尿部分讨论分析。先从症候和舌象脉象考虑，食欲不振、挑食、胃易疼、消瘦及舌中部苔厚，显示脾虚兼有湿气困中。发育缓慢、尿床、脉沉细，表示肾虚。脾阳根于肾阳，肾阳虚则脾阳也虚。肾与膀胱相表里，肾阳虚则膀胱虚寒。脾肾两虚，脾为足太阴，肾为足少阴，而足三阴经皆通于小腹部，故取中极、三阴交。中极为膀胱募穴；中极、三阴交两穴为足三阴经交会穴。手足三里、建里配穴称为"三个里"，其作用为建脾补中益气。大椎为诸阳经之会，用于（表）阳气虚病症。身柱亦为督脉穴，常用于小儿发育缓慢。

《诸病源候论·小便病诸候·尿床候》曰："夫人有于眠睡不觉尿出者，是其禀质阴气偏盛，阳气偏虚者，则膀胱肾气俱冷，不能温制于水，则小便多，或不禁而遗尿。"即肾与膀胱虚寒的体质能导致小便多或小便不禁，故遗尿。

# 小儿头晕无力

**案63：翟某，男，11岁**

初诊：2010年4月20日。

主诉：头晕无力2年余。

症候：头晕无力，血压（90～50）/（50～30）mmHg，饮食可，苔薄白，脉沉；余正常。心电图显示：心动过缓，T波改变。

经络诊察：太阴经、阳明经异常。

辨经：病在太阴经、阳明经。

选经：经外奇穴、阳明经。

选穴：四缝（放血）、足三里（灸）。

二诊：下肢略有力，昨日头晕又发。针神门、足三里，灸太白、关元。

三诊：症已减。神阙隔姜灸5壮，太白悬灸15分钟，针神庭、足三里。

四诊至九诊：上下楼已较前有力，头晕发作逐渐由10余次减至4～6次。针神门、太溪、手足三里、太白等，灸神阙、太白、百会、手足三里、气海（每次2～3穴），有时四缝点刺，血压由原来的78/38mmHg逐渐升至90/50mmHg。症亦好转。

十诊：血压85/50mmHg，余好。悬灸神阙20分钟、太白10分钟，点大椎、天柱，针手三里、太白、气海。

十一诊：查血象报告：红细胞数略有异常。灸同前，加足三里。针手足三里、太白、中脘、建里。

中药处方：生黄芪20g　当归10g　熟地15g　白芍10g

党参10g　柴胡3g　升麻3g　炒白术10g

大枣3枚　炙甘草6g　阿胶珠10g<sup>（单包）</sup>　（7剂）

十二诊至十四诊：头晕日3~4次。灸神阙、太白、足三里，针手足三里、建里。

十五诊至十七诊：咽痒，咳嗽，余同前。点曲池，灸神阙、太白，针手足三里、建里。中药处方基本同前，加天麻6g，全蝎2g。

十八诊至二十诊：出现鼻衄，既往有鼻衄史，血压 90/（50 ~ 60）mmHg。太阴经、太阳经异常。灸脾俞、肾俞（隔姜灸3壮），太白、神阙各灸10分钟。针太渊、太白、气海、足三里。

二十一诊：头晕时发，日1 ~ 2次，苔薄白，脉沉。灸大椎、身柱，针同前。

二十二诊：血压 80/50mmHg，未见头晕，不觉疲劳。针足三里、太白（加灸）。停针观察1个月。

二十三诊：无明显不适。点大椎，针手足三里、建里。

疗效：二十二诊后停针观察，二十三诊巩固疗效。2010年12月15日追访，母亲电话告知，其身体健康、正常上学。共23诊；属临床痊愈。

**【医案解读】**

从症候来考虑，主症由脾虚吸收不良而致，故选经取穴以健脾胃升阳益气为主。脾为后天之本和气血生化之源，主运化水谷之精微。脾亦有升清的功能，把水谷精微输布于肺，通过心肺而生化气血以营养全身。如脾虚升清功能弱，则营养不能达到全身各处，导致头晕、身体无力、低血压等症状。

手足三里配建里，为笔者常用的一组配穴，称之为"三个里"，有补中气调脾胃的功能，再配中脘以消食积。太白、太渊为手足太阴同名经之原穴，通过两太阴经之间的协同作用能补太阴之气，常用于治疗疲倦、少气、乏力等肺虚、脾虚或肺脾两虚的症状。神门、太溪为手足少阴同名经之原穴，补益少阴之气，加强心主血脉的功能。

灸神阙、针气海能温阳益元，促进气血循环、增加体力。大椎为诸阳之会，通阳气的作用强，对气虚不通达引起的疾病有益；《针灸聚英》记载大椎能治疗"五劳七伤，乏力"，百会有升阳作用。营养吸收的功能依靠于脾肾之阳，故取脾俞、肾俞。天柱能促进头部血液供应。

四缝为经外奇穴，为治疗小儿疳积的要穴。

十诊的处方为补中益气汤，去陈皮，加熟地、白芍、阿胶、大枣以加强补血的功效。十五诊的处方以十诊为基础，加天麻、全蝎以息血虚引起的内风（头晕）。

王居易／针灸医案讲习录

# 小儿夜啼

## 案64：崔某，女，2.5岁

**初诊：** 2013年10月22日。

**主诉：** 夜间哭闹两年余。

**症候：** 家长代述自出生以来经常夜间哭闹，白天可安睡，并伴有烦躁、爱发脾气等症状。舌苔稍厚。曾经多方求治，效果不佳遂来求治。

**经络诊察：** 未见明显异常，左手四缝（食指、中指）、右手四缝（食指、无名指）处有深紫色血络。

**辨经：** 病在足太阴经。为脾胃不和。

**选经：** 足太阴经。

**选穴：** 四缝（点）、隐白（点）。

点四缝有紫色络脉处出紫色瘀血2～3滴，点隐白。予中药蝉蜕6g，焙干研末，每次服2g，连服3次。

**二诊：** 治疗当日晚即可安睡。直至两日后就诊时症状未发。大便较干，不甚通畅。针足三里巩固疗效。

**疗效：** 共2诊；属临床显效。

【医案解读】

小儿脏腑娇嫩，病机简单。张景岳在《小儿则总论中》述："盖小儿之病，非外感风寒，则内伤饮食，以至惊风、吐泻及寒热、疳痫之类，不过数种，且其脏气清灵，随拨随应。"本例患儿从症候辨证当属脾胃受饮食阻滞，气机升降失常导致睡眠障碍，属"食不和则卧不安"。"四缝"是经外奇穴，具有消除食积的作用，常用于治疗小儿食积证。本例四缝穴处有紫色脉络亦提示有气机瘀滞。隐白为足太阴井穴，两穴相配具有醒脾安神，生发脾经气机的功效。蝉蜕其性轻清既可以疏散风热，使肺气得宣，助脾气得以生发，又可以安神镇静，用于小儿夜啼。

# 痔疮

## 案 65：刘某，女，44 岁

初诊：2010 年 9 月 16 日。

主诉：痔疮 3 年余。

症候：痔疮下血，不想做手术；痛苦面容，不能坐。有便秘、肝血管瘤病史。另外，正在治疗目眴动过程中。

经络诊察：左头维压痛、双侧迎香压痛（目眴动）；左孔最压痛（本病）。阳明经、手太阴经异常。

辨经：本病在手太阴经。

选经：手太阴经、督脉。

选穴：孔最、长强、腰俞。

二诊：大便下血已止，穴同前。

三诊：痔疮出血。点长强，针孔最。

四诊：针后痔疮出血已愈，久坐肛门胀痛。点长强，针孔最。

中药处方以清热解毒、凉血、活血、收敛、补气升阳药为主，根据病情变化加减。

中药处方：当归 10g　　川芎 10g　　丹皮 10g　　忍冬藤 20g

川牛膝 15g　红花 10g　　赤芍 15g　　公英 20g

连翘 20g　　鸡血藤 15g　丹参 20g　　三七粉 10g

（熏洗用，3 剂）

五诊：痔已无血，胀坠消失。处方：上方加地榆、槐角、赤芍各 15 克，3 剂。

六诊：加乌梅、五味子，收敛下垂的痔核。

七诊：灸腰俞。

中药处方：当归 10g　川芎 10g　　红花 10g　槐角 10g

赤芍 15g　鸡血藤 15g　丹参 15g　三七粉 9g

地榆 10g　地龙 10g　　黄芪 20g　升麻 6g

柴胡 6g　　水蛭 6g　　桂枝 10g　　（7 剂，熏洗用）

八诊：中药处方：当归 10g　　川芎 10g　　红花 10g　槐角 10g

地榆 10g　　地龙 10g　　　赤芍 15g　　鸡血藤 15g

丹参 15g　　三七粉 9g　　黄芪 20g　　升麻 6g

柴胡 6g　　　桂枝 10g　　乌梅 10g　　五味子 6g

（7 剂，外熏洗用）

疗效：2011 年 6 月 4 日追访，便血已停止，但偶有不适感。共 8 诊；属显效。

【医案解读】

　　孔最为手太阴经郄穴，阴经的郄穴善于止血；临床发现它对痔疮的疗效比经外奇穴二白穴好。长强为本病的局部腧穴，亦为治疗痔疮的要穴之一。针刺长强的具体操作很重要，否则疗效不明显。患者应趴在治疗床上，屈膝抱头臀部向上抬起。大夫应戴手套，先请助手用双手把臀沟拉开以便于暴露肛门，再用食指摸出尾骨的下缘，在尾骨下直刺，让针体贴着尾骨前缘，得气后，让患者来回收缩和放松肛门括约肌几次，反复做几次后拔针。若是外痔，一般能立刻见效，甚至在行针过程中患者来回收缩、放松肛门括约肌时就能看到痔核在往回收。腰俞为长强的邻近穴，亦属督脉，能加强长强治疗痔疮的作用。

# 大便失禁

## 案 66：程某，女，76 岁

**初诊：**2010 年 6 月 12 日。

**主诉：**大便少量自遗 5 年余。

**症候：**大便常少量自遗而不自知，便软，下肢肿、痔疮。有脊柱侧弯、腰痛史。

**经络诊察：**足少阴经、足太阴经异常。

**辨经：**病在足少阴经。

**选经：**督脉、足少阴经、足太阴经。

**选穴：**长强（点刺）、太溪、阴谷、太白。

**二诊：**大便自漏减轻。穴同前，去阴谷。

**三诊：**大便漏已少，较前成形。穴同前。

**四诊：**大便漏已消失，便软，气短不足，口中酸，右目充血；按压右上腹时即有嗳气。穴同前，加足三里。

疗效：治疗3次后症已消失，再加1次治疗为巩固疗效。共4诊；属临床痊愈。

**【医案解读】**

根据症候来判断，此证属脾肾两虚，以肾虚为主。腰为肾之府而肾主骨。"肾主二便"一般指便秘的病变，但肾阳虚则不能温化水液，有时可引起水液积于大肠，导致大便失禁。脾阳根于肾阳，脾阳不足则便软、下肢肿。

选经取穴较简单，以变动经脉为主，加督脉，取脾肾经的原穴及肾经的合穴。原穴通过三焦能温阳益气，加强本脏功能。肾经的合穴阴谷能调节足少阴经气机、利水消下肢肿。虽然长强的主治在书上常不包括大便失禁，但从它能治疗脱肛可知此穴有提气升阳的作用，对大便失禁有益。四诊治疗为巩固疗效，加足三里以补中气助升阳。

# 蜂窝组织炎

**案67：孙某，女，35岁**

**初诊：** 2011年8月2日。

**主诉：** 左足大踇趾胀痛20天。

**症候：** 左侧足大踇趾微痛肿，偶有跳动感；鼠蹊部胀痛不适。舌象、大便正常。7月8日左足底、大踇趾及膝关节发热红肿、疼痛拒按，浑身发热似火炉，初诊为"丹毒"，后确诊为"急性蜂窝组织炎"。经抗生素治疗后炎性症状已消失，但尚未痊愈。右胁部偶有隐隐疼痛，诊为良性肝囊肿。

**经络诊察：** 左公孙、阴陵泉压痛（本病），尺泽微痛（本病的同名经），左上廉至手三里有结节（胃泛酸、噫气），右绝骨压痛有结节（肝囊肿）。足太阴经、手阳明经、足少阳经异常。

**辨经：** 病在足太阴经。

**选经：** 足太阴经、足阳明经。

**选穴：** 左侧阴陵泉、曲池、足三里。

一诊针后鼠蹊部与左大踇趾胀痛消失，已无任何不适。

**二诊：** 穴同前，为巩固疗效。

**疗效：** 共2诊；属临床痊愈。

**【医案解读】**

蜂窝组织炎，中医认为属"热毒"范围，虽经治疗好转，但热毒未清而深入于足太阴脾络。经络诊察发现公孙（络穴）异常，病在足太阴络脉。阴经善于温补，阳经善于清泻。此病邪属热，阴经之热易传至与它相表里的阳经，而脾络通相表里的胃经，故多取足阳明胃经来泄足太阴络脉之热。

因患者胃部有烧灼感而手三里有个结节并有压痛感，本来想取手足三里，但准备针刺手三里时找不到原来的异常感，故穴改成曲池。曲池配足三里为手足阳明经的合穴，具有同名经的协同作用。合穴善于泻实，能调理本经的气机。此对穴亦有解毒的作用，对主症也有治疗作用。曾见过用曲池、足三里来防治手术后感染的临床研究报道，与本案治疗思路有相合之处。阴陵泉为足太阴经（本经）的合穴，有化湿消肿的功能，适合治疗患者的足大踇趾痛肿。

# 外阴疮疖

### 案 68：刘某，女，31 岁

**初诊：** 2013 年 7 月 2 日。

**主诉：** 多发性疮疖 1 年多。

**症候：** 疮疖 1 ~ 3 个月一发，曾服抗生素、外用消炎药，效果不明显。发作时伴发烧（37℃ ~ 38℃）。局部热疼红肿，疖头破溃，有脓血绿色分泌物。自述男友亦有此病，本人每次发作与性生活有关，大多之后 3 ~ 5 天发病。据医院检查告知属葡萄球菌感染，余可。苔舌淡暗，脉沉细。

**经络诊察：** 足厥阴经异常，期门有压痛。

**辨经：** 厥阴经。

**选经：** 厥阴经、冲脉。

**选穴：** 右侧曲泉、太冲、公孙。

**二诊：** 自述针后疼痛已消失，按之不硬，破溃已收口闭合。取右侧曲泉、太冲。

**三诊：** 局部按压时仍有痛感，局部色泽已正常。后发际处有皮疹。取右侧曲泉、太冲、中都。针后疮疡处有小量脓液流出。

**四诊至六诊：** 症继减。取右侧曲泉、太冲、筑宾（加灸）、足三里、曲池。

**七诊：**肿疖已消。针：右侧曲泉、太冲、筑宾（加灸）。

**八诊至十诊：**只可触及小瘢痕感。取曲池、足三里，灸筑宾（右）。

**疗效：**治疗7次以后疮疖基本消失，再巩固3次，3个月后追访未复发，属临床治愈。

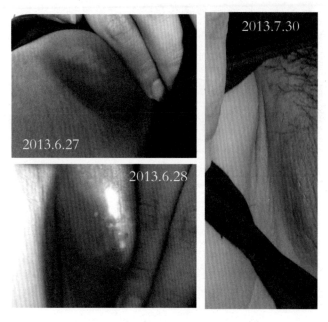

疖肿治疗前后对比图（患者自拍照片）

**【医案解读】**

患者在当地医院曾做过各种检查，排除性病。目前为止，男性伴侣未做任何检查，但怀疑属葡萄球菌A感染造成。治疗该患者使用了经络诊察的五种基本方法，即审视、切候、循推、按压、扪抚等。审视疮疖处，仔细审视疮疖外观可以发现色红肿，脓已部分排出（破溃），属阴疮。疮疖部位在右侧腹股沟，有几条经络都经过此处。经络的循推法能帮助认清所属的经络。发现患者双侧足厥阴肝经的蠡沟和太冲穴都有结节，但右侧蠡沟的结节比较大，正好与其病灶相对应。为了确认疮疖属于足厥阴经，使用按压法，按右期门穴，肝的募穴，发现亦有异常，说明确实属足厥阴肝经，因就诊时创面已破溃，选择太冲促进疮面愈合，曲泉调理气机。冲脉和足厥阴经有密切关系，公孙也是足太阴经的络穴，包括腹股沟的络脉，故选公孙配合。起针后患者疮疖处疼痛感消除，更证明通过经络诊察选的腧穴正确。二诊疮疖缩小，配穴基本相同，去公孙。三诊疮疖的色泽已正常，但按压时仍有疼痛感，因此加足厥阴经的郄穴蠡沟，调节本经的气血流量，可调气止痛。起针时患者告之，有小量脓液排出，大概有绿豆大，显示出毒仍未完全排尽，也显示郄穴的作用。

四诊至七诊疮疖逐渐消失，疮口亦收。主要穴组是阳明经的合穴曲池、足三里，选这两个穴位是为了调理本经的气机，也由于阳明经多气多血，能温煦肌肤，因此能清血分之热。针、灸患侧阴维脉的郄穴筑宾解毒。由于九诊以后疮疖已愈，为了防止复发继续针双侧曲池、足三里，灸筑宾穴。

# 肿块

## 案 69：杨某，女，72 岁

**初诊**：2009 年 12 月 5 日。

**主诉**：右颈后有肿块 30 余年。

**症候**：右颈后（风池穴前）有肿块如栗子大（1.2cm×1.5cm×1.0cm），按略痛。

**经络诊察**：右侧手少阳经异常。

**辨经**：病在手少阳经。

**选经**：手少阳经。

**选穴**：右关冲（放血）、右外关透四渎。

**二诊、三诊**：针后耳后肿块已基本消失。穴同前。

**疗效**：共 3 次治疗，肿块基本消失，属临床治愈。

【医案解读】

患者在右风池穴附近的肿块属于经络病。因为肿块位于右足少阳经，先察了患者的右手少阳经以确定病属于哪条经络，结果发现手少阳确实有异常反应。故先在关冲穴放了几滴血以激发经络的气血运行，然后用长针在右外关穴往四渎穴透针。关冲是手少阳三焦经的井金穴，它主治："喉痹喉闭，舌卷口干，头痛，霍乱，胸中气噎，不嗜食，臂肘痛不可举，

王居易／针灸医案讲习录

目生翳膜，视物不明。"（《针灸聚英》）"肘腕酸重，屈伸难，十指痛不得握。耳鸣聋无所闻。"（《针灸资生经》）虽然古书未记载肿块为关冲穴的主治范围内，但它属于少阳经的经络病，故选用关冲。（临床也曾在关冲穴放血来治疗与手少阳经有关的突发性耳聋）

放血后在外关穴采用了皮下透针的方法。由于当天无 6 寸的长针，便在外关和三阳络穴各扎了一个 2 寸针，在皮下往四渎方向透针。

外关是手少阳经的络穴。《针灸聚英》记载外关有以下的主治："耳聋浑浑无闻，五指尽痛，不能握物。实则肘挛，泻之；虚则不收，补之。手少阳之别，名曰外关。"外关不仅能用于治疗表里经的病，也能治疗本经的络脉病，包括孙络和浮络，可促进气血运行。因为络脉位于较浅表的层面，它们和本病的皮下肿块有直接关系。

放血和透针后，第二天患者言肿块已消失，周围侍诊的学生也都摸了原来有肿块的部位，确实变平，肿块消失！一个存在 30 年之久的肿块怎么能在一天内全部消失？人的自身调整能力真的很奇妙。希望今后有人能对这种生理变化的机制进行研究。

## 静脉曲张

### 案 70：高某，女，52 岁

初诊：2013 年 7 月 24 日。

主诉：右小腿肿胀 3 年余。

症候：近 3 ~ 4 年右小腿内侧出现静脉曲张，并逐渐加重。现右小腿肿胀、近期有加重，穿弹力袜。平时后背、下肢怕凉。着凉后大便频、易急躁，多梦。舌暗，苔薄白，脉沉细滑。右下肢轻度水肿。

经络诊察：太阴经、厥阴经、少阴经、阳明经、少阳经、足太阳经异常。

辨经：病属太阴经、少阴经。

选经：太阴经、足少阴经。

选穴：右侧尺泽、阴陵泉、血海、复溜。

二诊：针刺后自觉右小腿肿胀明显减轻（缓解近六七成），疼痛转轻，晚间抬高下肢已可缓解肿痛感，仍觉双足冷。察：太阴经、足厥阴经异常。取右侧太冲、太白、阴陵泉、曲泉。

**三诊、四诊：** 右小腿肿胀疼痛继续减轻。双足冷较前明显好转。察：足太阴经、手太阴经、手厥阴经、足厥阴经、手太阳经异常。取太阴经、厥阴经，针右侧太冲、曲泉、太白、阴陵泉。

**疗效：** 针刺 1 次以后症状减轻，再治疗 3 次属显效。

### 【医案解读】

本例静脉曲张经络诊察以足太阴经异常为主，静脉曲张的部位属于足太阴经。按经络气化理论，足太阴脾主统血，对血液的回流有影响，亦可化湿行气，主管水湿的流动，不仅提供营养物，也吸收和排除废物，能消肿胀。取尺泽、阴陵泉对穴为主，调理本经的气机、行气化湿，加血海行血，复溜滋养肾阴。针刺以后右下肢肿胀有好转。

二至三诊足厥阴经发现经络异常，调理足太阴经、足厥阴经。足厥阴经主藏血，分配血液，跟静脉血液的回流有密切关系。静脉曲张不仅是气滞血瘀的表现，也有正气虚的病机。因此取原穴和合穴相配太白配阴陵泉，太冲配曲泉，温阳益气的同时能调节本经的气机，有益气活血的作用。经过治疗肿胀的症状明显好转。

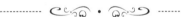

### 案 71：孙某，男，56 岁

**初诊：** 2013 年 10 月 18 日。

**主诉：** 左下肢静脉曲张 5 年，近 2 年加重。

**症状：** 患侧小腿肿胀、局部肌肉硬，活动后能减轻，坐久加重。左踝内侧有色素沉着，色紫暗。左踝关节有外伤史 30 年（具体不详）。脉弦滑。

**经络诊察：** 厥阴经异常。

**辨经：** 病在厥阴经。

**选经：** 足厥阴经。

**选穴：** 左侧曲泉、太冲、蠡沟。

**二诊、三诊：** 针后左小腿肿胀僵硬，肌肉变软。走路较前轻松。左下肢已不凉。取穴同前。

**四诊至五诊：** 出差去外地期间，静脉曲张未复发。肌肉已柔软，无麻木胀痛。左踝内侧肤色亦由暗深转浅色。取穴同前。左踝部紫暗处擦药膏。

**疗效：** 针刺3次有明显好转。再巩固两次，症状已属临床痊愈。

---

**【医案解读】**

患者的疾病跟厥阴经有关系，察经络的时候也发现足厥阴经有明显异常。根据经络气化理论，手厥阴经主脉所生病，与血液运行的动力有关。肝藏血，主净化和分配血液，与静脉的血液流量有关系。静脉曲张属正气虚的表现伴有气滞血瘀，使用原穴和合穴的配穴方法——太冲、曲泉。原穴温阳益气，合穴调理本经的气机。加足厥阴经的络穴蠡沟，能通本经所有的络脉。针刺过程中左下肢肿胀明显减轻，皮肤亦变软。患肢已不觉发凉，阳气已回复，左踝内侧皮肤色泽明显变浅。

按语：结合经络气化理论能进一步理解这两个病例。案70调理足厥阴经和足太阴经，使用原穴合穴的配穴方法。案71选了足厥阴经，取本经的原穴、络穴和合穴的配穴方法，疗效很明显。这里要强调的是选择治疗经脉的依据是根据经络诊察发现的异常变化、经络气化理论和症候结构的结合，而不是凭经验。

调理经络不一定能改变静脉的异常结构（如静脉瓣膜功能不全、静脉壁薄弱、静脉瓣膜缺陷）。但通过调理相关的异常经络，能促进经络缝隙里的组织液流动，帮助排除停留过久的血液、组织液，因而能减轻静脉内压力。瘀滞的气血通过其他途径的（如络脉）回流，诸症自会减轻。

# 诊后絮语
## 井穴放血的作用

井穴放血是常用的治疗方法。井穴位于阴阳交会处，有引阳通络、泻实祛滞与宣痹开结的作用。

### 1. 取穴位置

取井穴的位置从指甲角的侧线往下至甲根部，大约在指甲角下0.1分。比如关冲穴在指甲外侧角下0.1分。

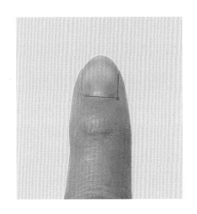

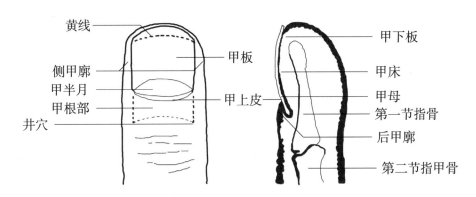

井穴取穴位置

### 2. 放血量

放血量与治疗作用的关系（临床常用的血滴数量，仅供参考）：

出少量血（1～8滴），引阳通络（止虚性痛）。

出中量血（8～15滴），祛滞（止实性痛）。

出较多血（16～20滴），泻热。

血色能显示虚实：

血色深，实证（应该多放）。

血色淡、浅，气虚（勿放太多）。

### 3. 临床应用思考

（1）如何决定放几滴血

放血时必需观察血色。第1滴血如色深为实证，应该继续放血，至血色变浅则止，有祛邪、清热的作用。第1滴血如色浅为虚证，血不应该放太多（最多6滴左右），达到引阳通络的作用。

（2）大量放血为什么能祛邪清热

因为血为气之母，血为气的载体之一，如有实证，大量血出，阳气随着血出而顺便把邪气瘀滞带走，故见血色深（瘀滞的血）；瘀血已去后血色自然变浅（正常的非瘀滞的血）。虚证时则不宜大量放血，因为较大量阳气随着血走则虚证更严重。悬灸井穴的功效与井穴放血量少的功效很相似，唯有灸井穴有温阳通络的作用而少量放血只有引阳通络的作用。

有时，从病候性质能预知应放几滴血，例如手指胀感指实证，麻感指虚证。

放血不仅在井穴能发挥疏通的疗效；在十宣穴放血的疏通作用比井穴更广和更强一些。

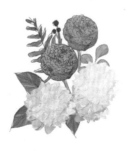

# 银屑病

## 案 72：马某，男，46 岁

**初诊：** 2009 年 11 月 28 日。

**主诉：** 银屑病 30 年，近期加重。

**症候：** 四肢（肘、腕、膝、踝、胫内外侧为主）。阳面皮肤变色、脱皮、发痒。饮酒进食海鲜后则诱发或加剧病情。家族无此病史。胃肠不适，无吞酸。睡眠、二便正常。苔白少津，脉滑。

**经络诊察：** 太阴经、阳明经异常。

**辨经：** 病在太阴经。为血燥生风，郁于肌肤。

**选经：** 太阴经、阳明经、太阳经。

**选穴：** 尺泽、阴陵泉、曲池、血海、膈俞（放血）。

**二诊：** 针尺泽、阴陵泉、曲池、外关下，委中放血。

**三诊：** 皮损已稀。针尺泽、阴陵泉、曲池、血海、八邪、足三里。

**四诊：** 皮损部位为手背、肘、腕后侧、头背侧。病在少阳、太阳为主。针风池、外关下、侠溪、八邪、委中、养老，大椎放血。

**五诊至十诊：** 皮损好转。针曲池、血海。局部皮疹处的腧穴加减。

**疗效：** 治疗 10 次皮疹减轻。症状缓解。

---

### 【医案解读】

患者患银屑病 30 年。察经发现太阴经、阳明经异常。诊断为血燥生风，郁于肌肤，病在太阴。取尺泽、阴陵泉、曲池、血海，膈俞放血。银屑病较难根治，针灸可缓解症状，但易复发。

太阴经为三阴之表，主在里之开，宣发经气，行津液于全身；肺主皮毛，主宣发、肃降；脾主运化，运化营养物于全身，包括皮肤，因此很多皮肤病源于太阴经气化的异常。尺泽、阴陵泉为太阴经的合穴，可调节太阴经气机的升降出入，能行津液，濡润皮毛肌肤，缓解皮肤的脱皮、发痒、皮肤红色等症。同时取曲池、血海可清热活血，加放血于膈俞，膈俞为八会之血会，放血可引阳通络。皮肤病不要深刺，要针刺在皮节和肉节。

按照此思路，以尺泽、阴陵泉、曲池、血海为主穴。当皮肤痒、变色、脱皮诸症减轻之后，开始在局部皮疹部位针刺，可取八邪、风池、外关下、侠溪、委中诸穴，针刺局部从最严重皮疹开始，缓解之后，针刺较轻的皮疹。局部针刺可运行皮下组织液，加快恢复。同时嘱患者禁饮酒和食海鲜等刺激物。

# 湿疹

### 案73：胡某，男，42岁

初诊：2012年6月6日。

主诉：躯干、四肢皮疹反复发作，伴痒、痛3年余。

症候：2009年春无明显诱因出现腹部皮疹，呈点、片状红色丘疹，高起皮肤，瘙痒明显，伴痛。曾诊为"湿疹"，口服中药未缓解，逐渐延及胸、背、四肢及外阴部。2010年冬出现双下肢肿胀，皮色发暗，外院诊为"丹毒"。常用脱敏治疗。后又反复发作，周身皮疹，多次查嗜酸性粒细胞高，间断行激素脱敏治疗，曾连续口服泼尼松8个月余，皮疹稍减。伴见口干多饮，饮不解渴，神疲，多寐，四肢肿胀。舌紫暗，苔薄白，脉沉细。

过敏性鼻炎史10余年。高血压病史3余年。脂肪肝病史4年。曾于某医院查过敏原，对蒿类植物、藕草、花粉、葵花籽、菊花、龙眼等过敏。四肢皮肤增厚，双下肢色素沉着。

经络诊察：太阴经、少阳经异常。

辨经：病在太阴经。

选经：太阴经。

选穴：尺泽、阴陵泉、太白、血海。

二诊：针尺泽、阴陵泉、曲池、血海、太白。

三诊：针后四肢、躯干仍有新发皮疹，躯干尤甚，可自行消退，伴痒、痛，双下肢肿、胀、沉，口干多饮，乏力，少汗，困倦易入睡。舌红，苔黄厚少津，脉滑。病在太阴，散风化湿。点大椎加灸15分钟，针尺泽、阴陵泉、腕骨。

四诊：近1周未见皮疹新发。色素沉淀渐减退。仍痒、痛（全身有皮疹处针刺样疼痛阵发），游走性，双手足肿胀，双小腿肿胀。舌红，苔厚略腻、少津，脉沉滑。自上周五口服雷公藤片 1 片（10g），3 次／日。点大椎，针尺泽、阴陵泉、太白、复溜、太溪。

**五诊：** 左腿肿胀，皮疹痒痛，胸背部尤甚，仍乏力，口干，少津。色素沉着减轻。舌暗红，苔白厚腻少津，脉沉滑细。针尺泽、阴陵泉、太白、复溜（左），点大椎。

**六诊、七诊：** 皮疹渐消，痛痒缓解，腹部色素沉着变浅。点大椎，针阴陵泉、尺泽、合谷、复溜。

**疗效：** 治疗 7 次，属显效。

---

**【医案解读】**

患者患湿疹 3 年。经络诊察发现太阴经异常。皮疹色红，高起皮肤，瘙痒，痛，全身皆出现，伴有口干多饮，神疲，四肢肿胀，症状皆与太阴经有关。太阴经在三阴经主开，行津液、化湿。手太阴肺经开于皮毛；足太阴脾经通过肺气的宣发能运化营养物至皮肤。因此如果太阴经气化失调，能导致各种皮肤病。

根据这种情况，取尺泽、阴陵泉（太阴经的合穴）为主穴。尺泽、阴陵泉调理气机，可加强肺宣发、脾运化的功能，津液正常运行，濡润皮肤，可散湿气，并且增强正常的气体津液有规律的流动和在皮肤的交换，调节吸收代谢物，同时提供营养物。病日久，亦有虚象的表现，如神疲、四肢肿胀，针太白，温阳益气（补脾益肺）。加血海可活血，调节皮肤痒，皮肤色红等。

第二诊加曲池。曲池、血海为一组对穴。治疗由血热所致的皮肤病，可清热活血。

第三诊，患者自述得病之后，汗不易出，可是患病之前易出汗，说明热郁于内。病在太阴，仍取尺泽、阴陵泉。灸大椎，因大椎为诸阳之会，可升阳解表，散风固表。

第四诊、五诊，患者症状逐渐缓解，特别是患者腹部的色素沉着明显减轻。一开始他腹部皮肤很灰暗又无光泽，治疗几次以后皮肤的颜色逐渐恢复正常。从第四诊起点刺大椎，不仅要求得气，亦使用手法一直到患者手心出汗，而且身有热感。点刺大椎之后，患者逐渐能正常出汗，皮疹随之减轻。由于患者亦有双腿肿胀，伴有乏力，针刺复溜为滋阴，太白、太溪为补脾肾。

第六诊、七诊之后，患者症状仍逐渐好转，自然汗出，腿肿减轻，取尺泽、阴陵泉为主穴，加大椎、合谷、复溜，此穴组可调理营卫。

### 案74：杨某，男，59岁

**初诊：** 2013年3月6日。

**主诉：** 反复发作周身丘疹伴瘙痒2年。

**症候：** 2年前因受风、工作紧张等因素诱发出现双膝以下呈风团样丘疹，色红，边界清，瘙痒明显，搔抓后成片，双侧对称分布。之后症状反复加重，逐渐延及躯干、头颈部、手足心，额面部未累及，多于情绪紧张、热水浴及出差外地时加重。曾多次到皮科就诊，诊为湿疹。近3周因工作紧张皮疹加重，以双胁肋部、腰背部为重，色红成片、痒甚，以丑时为甚，可因痒而醒。伴烦躁、口干。近年易惊，夜寐不佳。舌胖、质暗，苔薄白欠润，脉弦滑。使用雷公藤、外用卤米松等治疗未见明显效果。

**经络诊察：** 太阴经、手三阳经、足厥阴经、足少阳经异常。

**辨经：** 病在太阴经。

**选经：** 太阴经、少阳经。

**选穴：** 尺泽、阴陵泉、支沟、阳陵泉。

**二诊：** 上次针刺后皮疹有所消退，色暗，但双上下肢外侧出现皮疹，伴瘙痒，但程度较以前减轻，以夜间瘙痒为甚。子时可痒醒。心烦减轻，余可。舌胖、质暗，苔薄嫩黄，脉弦。针大陵、行间、尺泽、阴陵泉、三阴交。

**三诊：** 上次诊后双上下肢皮疹消退，但右肩胛及耻骨联合处皮疹复发，呈粟粒状，伴瘙痒，经针刺1次，缓解，二三日即消。近3日右肩、右肋现皮疹，瘙痒较以前减轻，夜间瘙痒丑时为甚。情绪较前平稳，心烦缓解。余可。舌胖、质暗、苔薄白，脉弦细。太阴经、厥阴经、阳明经、足少阳经异常。点、灸大椎20分钟，针尺泽、阴陵泉、曲泽、曲泉。

中药处方：蝉蜕 6g　　僵蚕 6g　　蛇蜕 6g　　赤芍 12g

丹皮 6g　　夏枯草 6g　　益母草 10g　土茯苓 15g

荆芥穗 6g　甘草 6g　　（7 剂）

**四诊：**近 2 周皮疹仍反复发作，以双胁、双肩、双下肢（胫前）及腰骶正中为主，伴瘙痒，但瘙痒程度减轻（50%），夜间子时瘙痒减轻。皮疹二三日可自行消退（服中西药物后），自述饮食量及运动量较前增多。近 1 个月体重增加三五斤。余可。舌胖质红暗、苔少，脉略弦偶见间歇。太阴经、手少阴经、阳明经、足太阳经异常。针四关、曲池、血海，膈俞点刺放血。

中药处方：药同前去土茯苓，7 剂。

**五诊：**上次针刺、放血拔罐后心情舒畅。前三四日未见明显大片皮疹。三四日后疹复作，但较前减少，主要在腰骶部、左大腿外侧、前额部，夜间子时仍醒，但瘙痒程度较前明显减轻。激素药量较前明显减少。运动量、饮食量较前增加，眠差，二便调。舌胖，唇红暗，苔少，脉弦。太阴经、手太阳经、足少阳经、足厥阴经异常。至阳放血拔罐，针膈俞、委中、肝俞，右委阳下放血。

**六诊：**针尺泽、阴陵泉、公孙，委中络放血。

中药处方：蝉蜕 6g　　僵蚕 6g　　蛇蜕 6g　　赤芍 12g

当归 10g　　夏枯草 10g　土茯苓 15g　防风 10g

荆芥 6g　　丹皮 6g　　（7 剂）

**疗效：**每周治疗 1 次，治疗 6 次后症状明显减轻。属显效。

**【医案解读】**

患者有慢性湿疹 2 年，由受风和精神紧张诱发。该患者经过中西医各种方法治疗，病情可控制但不能减轻症状。初诊有内科医师按脏腑辨证认为肝火上炎、湿热下注，给予龙胆泻肝汤加减。但按照经络气化理论，太阴主开，为三阴之表，对皮肤能提供营养物亦可排除代谢废物，有行气化湿的功能，能治疗皮肤病。诊察经络时发现太阴经、厥阴经、少阳经有异常。主要因湿热蕴于太阴经而导致湿疹。先取尺泽、阴陵泉调理本经气机，行气化湿。由于皮疹以双胁肋部重，属少阳经部位，取支沟、阳陵泉疏泄少阳经。

二诊患者的皮疹明显减轻，尤其是双胁肋部，仍有皮疹，但程度较前减轻。患者伴有心烦，脉弦，苔薄嫩黄，显示有热象，同时子丑时痒醒，察经络时也发现厥阴经异常。初诊先清泻厥阴经相表里的少阳经，少阳经的症状减轻以后，开始治本，清厥阴之郁热。取大陵、行间和营血，清郁热。仍取尺泽、阴陵泉调理气机，三阴交可活血养血，血行则风灭。

三诊诸症逐渐减轻，情绪平稳，说明厥阴之郁热已清。取太阴经和厥阴经的合穴，尺泽、阴陵泉、曲泽、曲泉，为调理本经的气机。灸大椎为固表升阳、调理营卫。并予散风息风、凉血活血、化湿之中药配合治疗。

四诊患者因故有2周没有看病。近2周皮疹虽较前减轻但有反复，皮疹有游走性的变化。另一个现象是患者的胃口和精神有好转，经过治疗，近1个月体重增加三五斤。开四关为调理气机，启动全身气血的运行，故能息内风。取曲池、血海止痒。膈俞属血会，放血可引阳通络，对全身的血有活血的作用。再给予中药，药物基本相同，但去一味凉血之药而加一味清火的药。

五诊诸症逐渐减轻，患者服西药的用量亦减少。上次膈俞放血以后心情感觉舒畅。皮疹发作部位以腰骶、大腿外侧为主，基本上位于督脉和足太阳经。取督脉与太阳经的穴位。至阳拔罐放血，可清热毒。膈俞为血会，委中为血郄，可治疗该部位的皮疹。肝俞可调节、转输本脏的营养物，加强本脏的藏血、疏泄的功能。

此患者的配穴和中药都是按照经络理论，在经络诊察的指导下进行的。此例患者的治疗很快就看到效果，比其近两年来接受的任何西医和中医治疗都见效快而且疗效显著。

# 诊后絮语

湿疹、荨麻疹与银屑病在西医属三种不同的病，本组三个病例与"过敏性皮肤病"中的两例荨麻疹皆属以太阴经异常为主，而且取同一组主要的对穴——尺泽、阴陵泉，配合曲池、血海，属异病同治。但是不要误认为一切皮肤病都要取太阴经的腧穴，仍须通过经络诊察的识别分析，再选经配穴，才能有效。

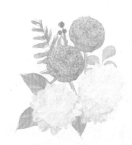

# 头痛

**案 75：陈某，男，47 岁**

**初诊**：2010 年 8 月 21 日。

**主诉**：左侧头部酸痛，伴焦虑症 5 个月。

**症候**：左侧头部（颞部）酸痛，有时无法精神集中，顾虑较多，精神压力较大。晨起吐痰多，痰稀，自觉因鼻涕反流引起的。胸不闷，心不慌。食欲不振。苔白，舌淡，有齿痕；脉沉滑。

5 个月前突发性眩晕，恶心欲呕，经治已愈，唯左侧头部不适，久治未愈。多方诊治，核磁、CT 皆无异常。某医院的诊断为焦虑；服抗抑郁药。

**经络诊察**：唯左悬颅有压痛感。未发现异常经脉。

**辨经**：病表现在足太阳经、足少阳经；病因在厥阴经、足太阴经。

**选经**：少阳经、厥阴经、太阴经、阳明经、任脉。

**选穴**：内关、公孙、中脘、丰隆，并加局部反应点（左悬颅）。

**二诊至十诊**：针四关、足三里，隔姜灸神阙 5 ~ 10 壮，取左外关通少阳络、阳维脉，点至阳。

**十一诊至十四诊**：灸神阙以继续调整经络紊乱，再取通里、照海。因此时反应集中于足太阳经亦取足太阳经的腧穴（左至阴、曲差、金门、攒竹）。

**十六诊至十九诊**：此时症已平稳，病位转移到足少阳经，取少阳经为主。灸神阙、隐白，针少阳经的局部穴和远端穴（左侧本神、风池、天柱、脑空、阳白、悬颅、悬厘、外关、足临泣）。

**二十诊至二十八诊**：灸神阙、隐白，亦取少阳经、太阳经的远端穴（左侧阳池透外关、外关透会宗、丘墟、足临泣、后溪）和局部穴（左侧天柱、攒竹、头临泣、风池、丝竹空、悬厘、太阳、目窗）。

**二十九诊、三十诊**：取太阳经与少阳经的腧穴（左侧后溪、天柱、头临泣、目窗、风池）和手厥阴经与足阳明经的腧穴（左侧内关、内庭，双侧足三里）。

**三十一诊至三十六诊**：症状平稳，灸神阙、足三里、气海。

**三十七诊**：焦虑症已不明显，唯左目眶深部有异常感，左项筋紧。病在厥阴、少阳，取左侧风池、中封、行间上；灸气海、足三里。

三十八诊至五十六诊：症渐减，用脑过度劳累后症状明显，继续以厥阴经、少阳经为主，补肝养筋，根据病情改变选取左侧中封、太冲、行间、大敦、内关、蠡沟、中都、本神、头临泣、悬颅、颔厌、目窗、风池、阳白、阳池、外关、会宗、攒竹、腕骨、鱼腰、丝竹空、膈俞、光明、睛明、至阴等穴，随症及经络诊察变化略加变化。

五十七诊至六十诊：情绪基本正常，头痛亦不明显。去足厥阴经，取少阳经与太阳经的腧穴。

六十一诊至六十六诊：已基本正常工作，巩固疗效。选太阳经、少阳经、厥阴经，取穴包括左侧天柱、玉枕、前谷、腕骨、后溪、眉冲、曲差、颔厌、悬颅、风池、脑空、太冲、鱼腰、太阳、京骨、足临泣等。

疗效：共66诊；属显效。

## 【医案解读】

患者因工作精神压力大而头痛，来诊时表情呆滞，不欲说话。因患者服神经科的药物（包括抗抑郁药），容易导致经络紊乱，经络诊察已不能准确反映机体的经络状态。《灵枢·经脉》曰："经脉者，所以能决死生，处百病，调虚实，不可不通。"此句子里的"处百病"指经络不仅有治疗作用而亦有反应疾病的功能。

此病例按照中医辨证（痰饮、风痰阻络），取内关、公孙、中脘、丰隆，并加局部反应点，即左悬颅。一诊治疗后症无变化。考虑患者经络紊乱，取四关、足三里，隔姜灸神阙5～10壮，以便于调整经络紊乱，外关通少阳络、阳维脉，点至阳通上身之阳气。悬灸隐白以温阳通络，并根据经络反应取太阳经与少阳经的远端腧穴和局部腧穴，治疗过程中诊察经络逐渐发现局部腧穴有压痛感，远端腧穴的异常反应（左后溪出现非常小的结节，腕骨、阳谷有异常反应）也逐渐出现，说明经络紊乱已有部分恢复。二诊至十诊，症状逐渐减轻。

治疗10次后，一边继以前法调整经络，同时按经络诊察结果取经络异常反应集中的足太阳膀胱经腧穴，同时以通里、照海通脑络。

后期症状逐渐好转。经络诊察发现的异常经络反应也经常出现转移和变化，取穴亦随症调整，选用加灸气海、太白及病变经脉（太阳经、少阳经、厥阴经）腧穴继续调整经络、补元阳、温脾阳通脾络；三十七诊时诸病症均平复，唯有左目眶深部有异常感，左项筋紧。取太阳经、少阳经、厥阴经腧穴继续调治收效。

按语：本例以郁证、焦虑、左侧额痛（络病）就诊。由于患者多方求治，久服抗抑郁药物及其他多种药物治疗，导致经络疲劳和紊乱。在察经、辨经、选经、选穴上都比较困难。

在治疗中首先以恢复，调整经络功能为主。主要是灸神阙以益元气，恢复经络功能为治疗提供条件。再结合经络的变动进行辨经、选经、选穴。经过近30次诊治，患者抑郁、焦虑基本消失，头痛明显好转。在治疗过程不断适时地调整腧穴，是十分艰辛的！

---

### 案76：孟某，女，48岁

**初诊**：2013年2月26日。

**主诉**：右侧眼球痛累及右侧偏头痛5天。

**症候**：疼痛为跳动感，伴恶心。睡眠中无疼痛。苔白，舌胖、色淡。脉弦滑，沉取无力。脑CT未发现占位病变。既往有子宫癌史。

**经络诊察**：太阳经、足少阳经异常。

**辨经**：病在太阳经。

**选经**：太阳经。

**选穴**：右侧至阴（放血）、京骨、腕骨、养老。

**二诊**：上月28日右面鼻翼处发水疱，诊为带状疱疹。经住院治疗用激素、维生素、外用药等治疗。右侧头部抽痛、右侧额部发木。服止痛片可控制。苔白，舌胖，脉滑数。太阳经异常。选太阳经、督脉腧穴。针右侧天柱、玉枕、金门、养老，点大椎，弹右京骨，揪右玉枕。

中药处方：荆芥6g　　防风6g　　蝉蜕3g　　僵蚕3g

土茯苓10g　　菊花6g　　桑叶6g　　连翘10g

金银花10g　　全虫2条　　薄荷3g（后下）　　（3剂）

**三诊**：右头部酸痛已缓解，可不服止痛药。苔白，根部厚腻。针右侧天柱、玉枕、小海、后溪、金门。

中药处方：防风 6g　　羌活 6g　　　　蝉蜕 3g　　僵蚕 3g

土茯苓 10g　　藁本 6g　　　　白术 10g　连翘 10g

川芎 3g　　薄荷<sup>(后下)</sup> 3g　陈皮 6g　神曲 10g　（3 剂）

**四诊：** 疼痛减轻。现攒竹至鼻外侧有麻木感，累及太阳穴处（太阳经部位）。针右侧支沟、腕骨、天柱、风池。

中药处方：柴胡 6g　　黄芩 6g　当归 6g　赤芍 6g

全虫 3 条　　川芎 6g　天麻 6g　羌活 6g

蜈蚣 3 条　　甘草 6g　（7 剂）

**疗效：** 经过 4 次针灸和中药治疗症明显缓解，再巩固 2 次。

## 【医案解读】

患者有子宫癌史，近日出现头痛时她担心是癌症转移的现象。查脑部 CT 发现无占位性病变，故来求治。患者自述头痛以右鼻翼外侧开始，逐渐牵连右侧头部外侧，疼痛皆出现跳动感，伴有恶心。

头痛位于颔厌处，但察四肢和头项经络以后发现异常以太阳经为主，如腕骨、京骨、养老、金门、小海、通天皆异常；少阳经仅丘墟异常。

患者自诉是在逛庙会后发病，说明病由受寒引起。太阳经有温阳解表、升阳散寒的功能，承接和化解寒邪对人体的伤害。由于患者体质虚弱，太阳经没有能力化解寒邪，故寒邪侵袭，从络入经，并牵连到少阳经。

循推经络的时候发现太阳经的原穴松软，表明有虚象。病之本在太阳经，标在少阳经，属本虚标实。因此取至阴放血（5 滴血）为引阳通络，京骨、腕骨都是太阳经的原穴，能温通太阳经。腕骨可通络开窍，京骨温阳疏经、益气升阳，养老属郄穴能止痛，因为患者服止痛药，头部有木的感觉，取郄穴为调节本经气血的流通，可缓解药物的作用，助原穴的温阳益气之效。

针刺后，患者自述头痛减轻，几天后又发作，右鼻翼亦出现水疱，当地医院诊为带状疱疹。住院治疗药用激素、维生素、外用药等。当日有右侧头痛（络却至攒竹）抽痛、右侧额发木，苔白、舌胖，脉滑数，说明有湿热。

重新进行经络诊察，发现少阳经和太阳经异常，但太阳经在指下变化比较多，与头痛、疱疹有直接联系。循推足太阳经时发现右京骨略后有一个结络，故在右京骨及右金门穴使弹拨法，弹后太阳经头痛处略有缓解。再察右侧头项部的太阳经，循推时发现右天柱和玉枕异常。天柱的异常表示带状疱疹病毒起于此处。在右侧玉枕使用揪法，揪几下以后患者头痛明显缓解。配穴主要以解表、行气、止痛为主，取大椎（点刺）为调营卫，固表升阳；太阳经的郄穴金门、养老为止痛；天柱、玉枕为升阳行气。

配合三剂中药，以祛风解表，息风止痛，清热，解毒祛湿为主要目的。

三诊患者头痛已缓解，亦停止服止痛药。仍取太阳经的腧穴，疏理太阳经为主，取右侧天柱、玉枕、小海、后溪、金门。热象减轻，但有舌苔厚腻，胃胀，说明有湿邪阻滞，中药加减，以解表祛风，行气化湿为目的。

四诊患者头痛消失，仅有局部麻木感，包括攒竹、太阳穴处及太阳经与少阳经的循行处。取支沟为疏泄少阳经；腕骨温养太阳经；天柱为升阳、调节局部气血的流动；风池为息风、调节本经的气血流动。中药改为以疏泄少阳经，活血养血，息风为主。

此病例比较有意思，因为能观察疾病的整个发作过程、最初的症状及治疗过程的变化。由于属急性病，效果非常快，若没有使用经络诊察的方法，有可能会误认为病在少阳经。经络诊察帮助医者更具体确认疾病的部位。用经络理论可更进一步了解和解释其疾病变化的全过程。

------

## 案 77：王某，女，59 岁

**初诊**：2013 年 5 月 25 日。

**主诉**：左侧头痛 30 年。

**现症**：左侧发作性头痛以胀痛为主（3 个点：攒竹、通天、完骨），不恶心、不吐，无波动感。春秋季易发作，每两三天发作一次。睡眠少、久视疲劳、购物逛街等因素易诱发。睡眠障碍，饮食、二便可。11 岁时车祸，左额缝 12 针，有瘢痕。苔黄厚、少津，脉滑沉细。左眼睑内侧处有色素沉着。诊为：视神经疲劳诱发（高度近视所致）。配近视镜已达1000度。

经络诊察：阳明经、手少阳经、太阴经、足厥阴经、足太阳经异常。

辨经：病在太阳经。

选经：阳明经、手少阳经。

选穴：手足三里、内庭、中脘、外关（左）、会宗（左）、完骨（左）。

**二诊至四诊：** 针后头痛3天未作。昨夜又发，但较前减轻（未服止痛药）。自述左眼视力亦有改善。苔已转薄白，脉沉。针中脘、足三里、内庭、左外关、左足临泣、左完骨。

**五诊：** 昨日下午头痛又发。未服止痛药。自感胸膈热。脉沉滑。手厥阴经异常。指压上中冲，针左侧完骨、曲泽下，大陵、太冲、三阴交。

**六诊：** 昨日下午头痛又发，服止痛片始缓解，但较前已轻。自述头痛发作时，上唇发青且痛，痛止则恢复正常。病在阳明经、少阳经。取手足三里、合谷、左侧天柱、外关、完骨。

**疗效：** 治疗4次头痛明显好转，再巩固2次。3个月后电话随访，告之正值外出旅游，已完全无症状。

---

**【医案解读】**

患者左侧头胀痛30年，每两三日发作一次。睡眠少，久视，疲劳易诱发作。患者长期做媒体行业，经常要看报纸、屏幕，长期眯着眼睛看东西以后容易出现左侧头痛，怀疑跟11岁时出车祸有关系。小时候左头受过伤，左额缝了12针，是否影响了左侧头部的络脉？左额部有瘢痕，左眼睑内侧（足太阳经）有色素沉着。头痛发生在三个点，基本位置在左攒竹、通天、完骨等穴。头痛的性质没有波动感、无恶心、呕吐，说明不是血管性头痛。

经络诊察发现其头痛主要跟太阳经的循行途径有密切联系。此病例涉及选经理论。虽然病在太阳经，但初诊治疗阳明经和少阳经。按经络气化理论，太阳经为三阳之开，主升，对外宣发。阳明经属阖，主降。一开一阖，一升一降，在正常情况下能维持平衡。苔黄厚少津，说明胃气不降，导致阳明经热蕴于内。因此先取手足三里和中脘调理阳明经，内庭清阳明经之热。阳明经气机恢复正常的运行后，太阳经的功能也能自然有所恢复，太阳经头痛也会减轻。

经络诊察发现手少阳经也有异常，可理解为阳明经之郁热也影响了少阳经的疏解功能，而且病灶在少阳经，因此取外关通络脉、会宗止痛、完骨通头部气血。治疗之前每两三日头痛发作一次。针灸治疗以后的前8天未出现头痛，第9天有头痛，但比以前减轻，也未服止痛药。舌苔也变薄白。患者自告左眼的视力有好转。二诊至四诊仍治疗阳明经，但也开始选择厥阴经和患侧局部少阳经的腧穴。清阳明经的蕴热，取内庭为主穴，加减中脘、足三里等。清厥阴之郁热选大陵为主穴，偶加内关，有时也取患侧局部少阳经的穴位，如风池或完骨穴。

五诊以后，阳明经和厥阴经的郁热减轻，重点在治疗太阳经。当时患者出现其他的疾病，为了巩固疗效取患侧天柱或通天为主穴。治疗过程中头痛明显减轻，发作的次数减少、程度也减轻。

上中冲的位置：中指指甲根正中，距甲根1分处。笔者认为手厥阴的井穴（中冲）应该取在中指背面在甲床范围内，离指甲0.1寸距离，而不在中指尖。井穴位于甲床内，恰恰为毛细血管充盈的地方，中指尖的"中冲穴"应该算为"十宣穴"之一。但是对中冲的定位仅为笔者个人观点，并没有找到文献根据。

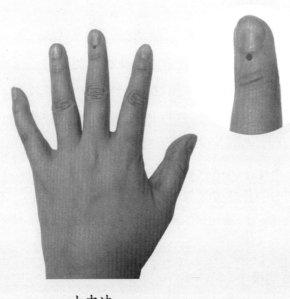

上中冲

## 案78：田某，女，29岁

**初诊：** 2011年12月8日。

**主诉：** 右侧偏头痛20余年。

**症候：** 偏头痛20余年来每半个月发作一次。屡次治疗未愈，遇暑热易发。曾服活血中药2个月，头痛1年未发（2009—2010）。2010年过累又发作。12月5日又发作较重，以右侧太阳穴沿太阳至颌下跳动性疼痛，未吃药。自述遇寒冷过累诱发。曾有月经不调史，3个月一行，量少。饮食二便正常。苔白，舌尖嫩红。脉沉细。

**经络诊察：** 厥阴经、手太阳经、手阳明经异常。

**辨经：** 病在厥阴经。属厥阴寒凝失畅。

**选经：** 厥阴经、少阳经。

**选穴：** 曲泽、曲泉、太冲，右侧风池、颔厌、悬颅。

**中药处方：** 当归10g　桂枝10g　白芍　　细辛3g

　　　　　　川芎6g　　羌活6g　甘草6g　大枣6枚　（5剂）

**二诊：** 针后疼痛明显缓解，但未尽除。苔薄，脉沉。又腰痛发作，久卧后加重。察厥阴经、太阳经异常。针曲泽、曲泉、太冲、阳谷，右侧悬颅；点十七椎；肾俞隔姜灸3壮。

**三诊：** 头痛已基本缓解，过累后小痛。近日咽痒而痛。针曲泽、曲泉、列缺。药方同上。

**四诊：** 因工作过累又发，已较前轻。太阳经异常。月经延后2个月。取后顶、阳谷、天柱、阴谷、太溪、三阴交、太冲、关元。

**中药处方：** 葛根12g　羌活6g　　当归10g　桂枝10g

　　　　　　川芎6g　　白芍15g　细辛3g　甘草6g

　　　　　　大枣5枚　　（7剂）

**疗效：** 治疗1次以后偏头痛明显减轻，再巩固5次以后头痛未再发作。但由于工作压力、月经或疲劳等原因偶发作，比以前轻，不用服止痛药，不影响正常生活。

**【医案解读】**

　　患者偏头痛源于工作压力，经常出差和熬夜，2010年因过度疲劳又发作，遇寒冷加重。

按经络的循行联系常常会判断患者应该在少阳经出现异常，但经络诊察却发现以厥阴经异常为主，除颞部的少阳经于右侧颔厌、悬颅处酸痛之外，少阳经四肢的经络无异常反应。此为寒凝于厥阴经导致厥阴经的气机失畅。厥阴经为三阴之里，主阖，是身体里阴分最里的空间，有提纯、净化、澄清、安宁的功能。厥阴经承接风气，可育阴养血，行血散风。厥阴经需要安宁才能实现它的净化功能。

由于患者过度疲劳，不仅耗气耗血，亦扰乱厥阴经的宁静状态，因此厥阴经净化和疏泄阴血功能失常，血行不畅。一遇寒冷，血虚则风寒易侵入，寒主凝，引起头痛；风主动，则有跳动感。

由于厥阴经与少阳经相表里，厥阴经属本，少阳经为标，则头痛表现于少阳经太阳穴处。患者头痛日久，为慢性疾病，病属虚象。若患者有偏头痛伴有目赤、心烦、口苦等症，并且经络诊察发现少阳经异常，则提示少阳经相火上亢，可取少阳经的腧穴，如外关、足临泣清少阳热。本病的重要线索引导治疗思路——患者从小月经延后。足厥阴肝经藏血的功能与月经关系密切，肝的疏泄功能有障碍，不能正常的藏血、净化血和分配血，则月经延后。脉沉说明病在里，脉细则血亦虚。

治疗先取曲泽、曲泉，厥阴经的两个合穴为主。合穴能调节本经的气机，调理经气的升降，疏泄厥阴。配太冲，为足厥阴经的原穴，可温养阴血，补肝血，益肝气。配右侧风池、颔厌、悬颅。风池为足少阳经的穴位，能散寒疏通少阳。悬颅、颔厌为局部穴，患者在偏头痛急性发作期，取此二穴能立刻缓解症状，可疏通局部的气血流动。《百症赋》记载此二穴的作用："悬颅、颔厌之中，偏头痛止。"针灸治疗的同时配合5剂中药，以当归四逆汤化裁，去通草，加川芎、羌活，温经散寒，养血通脉。

针后患者症状明显缓解。以曲泽、曲泉为主穴继续治疗3次获愈。30年顽疾竟以四诊收效。

**案 79：杨某，男，40 岁**

**初诊**：2010 年 8 月 12 日。

**主诉**：头部痉挛性疼痛 18 年。

**症候**：右头后部痉挛性疼痛，屡治未愈（经过多次多种治疗，包括针灸、中药、小针刀、埋线、穴位注射等）。每次发作三四个月。发作时坐着能缓解，躺下则加重。伴流泪喷嚏，患侧眼充血，鼻塞，口干。苔白略腻，脉弦滑。现正值发作，五六天剧烈发作一次。曾诊为"枕大神经痛（颈椎病引起）"，但太阳经无异常，脑核磁、颈片无异常。

**经络诊察**：少阳经异常。

**辨经**：病在少阳经。

**选经**：少阳经。

**选穴**：外关、足临泣、会宗（右）、丘墟（右）、阳陵泉（右）。

**二诊**：病在颈部太阳与少阳经筋之间。右关冲放血，针患侧外关、足临泣、申脉。

**三诊**：头痛缓解，唯有项部足太阳经发胀，取太阳经、少阴经。针患侧天柱、后溪、申脉、复溜。

**四诊、五诊**：选穴同前，加鱼际、少府、玉枕。另根据患者症状的湿象，如头胀，苔厚腻，取太阴经、阳明经。针尺泽、阴陵泉、内庭、鱼际，并配合右侧天柱、玉枕、腕骨、阳谷调治。

**疗效**：经 5 次治疗基本缓解。属显效。

【医案解读】

　　本例诊治的基本思路可分为发作期和缓解期。若在发作期并有少阳经的症候，如目赤痛、耳鸣、口干口苦，经络诊察发现少阳经异常，则取患侧外关、足临泣，可在关冲放血；若在缓解期，多以太阳经异常为主，则取天柱、玉枕、手太阳经的腧穴，如腕骨。有时太阳经与少阳经同时异常，可并取玉枕、脑空等穴。同时患者症候显示有太阴湿象及阳明热象，太阴与阳明表里经同取，以清热化湿。

**案 80：于某，女，59 岁**

**初诊：** 2012 年 10 月 11 日。

**主诉：** 左侧头痛史 40 余年。

**症候：** 近期发作较频。每周发作，大多醒后（午睡后）发作，伴恶心，甚则呕吐。脑核磁未见异常。疼痛呈有节律的波动感。有家族病史。余可。舌净少苔，脉沉滑。

**经络诊察：** 手太阴经、厥阴经、手太阳经、足少阳经异常。

**辨经：** 病在厥阴经、少阳经。

**选经：** 厥阴经、少阳经。

**选穴：** 左侧大陵、内关、太冲、蠡沟、颔厌。

**二诊：** 昨日午睡后头痛又发作。服止痛药消失。昨日针后头目清爽，稍感乏力。针左侧大陵、内关、颔厌，关元、三阴交（双）。

**三诊：** 头痛未发，较前有力。唯近日口干。饮后可解渴。针左侧大陵、内关、颔厌，关元、三阴交（双）、复溜（双）。

**疗效：** 治疗 3 次以后头痛未发作。再巩固 2 次获临床痊愈。两个月后追访，头痛未作。

**【医案解读】**

察经发现以厥阴经异常为主，在内关发现结络。虽其头痛位于少阳经，但病本在厥阴经。患者左侧头痛多年，脉沉，属血虚，并且午睡后加重，说明阳虚。取患侧大陵、太冲，厥阴经的原穴，温补益气。大陵亦可和营血，清郁热，太冲能补肝血，益肝气。头痛并有节律的波动感，提示与脉有关——手厥阴心包经主脉所生病。厥阴经主风，血虚则风动，引发搏动感。

头痛发作时伴有恶心呕吐，取患侧内关。内关通阴维脉，可通络理气，和胃降逆，常治疗有搏动感的厥阴经头痛。取患侧足厥阴经的络穴蠡沟，为通络调经，活络理气。初诊不仅使用同名经原穴相配，同名经络穴相配亦用同名经原络相配。原穴补益本经的经气，络穴使其经气布化于本经的各个络脉。经过局部循推，发现颔厌异常，则取患侧颔厌。《百症赋》记载："悬颅、颔厌之中，偏头痛止。"

二诊，患者自述针刺后头部感觉清爽，但第二日又出现头痛，伴有疲劳，更证明属气血虚的头痛。取患侧内关、大陵、颔厌，加关元、双侧三阴交，养血活血。

三诊，患者精神好转，头痛也未发作。仅口干，此属好现象，指气血津液已活动开。穴同前，加双侧复溜为滋阴。

3 次治疗以后头痛未发作。再治疗两次巩固疗效，穴组同前。并加中脘、双侧章门治疗胃脘胀。

### 案 81：施某，女，34 岁

**初诊**：2013 年 4 月 27 日。

**主诉**：头顶（前额）及两侧疼痛 6 年。

**症候**：发作性闷痛伴恶心、呕吐。每次发作持续六七个小时。经查未见异常。颈椎狭窄。每月发作一两次。用脑、缺觉、过累易诱发。睡眠多梦，月经正常。余可。苔薄、根部有黄苔，少津。脉沉弦。便秘史，服通便茶。

**经络诊察**：太阴经、手太阳经、足少阳经、足阳明经。

**辨经**：病在太阴经、阳明经。

**选经**：阳明经、任脉、督脉。

**选穴**：前顶（改为囟会）、中脘（改为建里）、丰隆、上巨虚。

**二诊、三诊**：头痛未发作，苔白，脉弦滑。针囟会、强间、丰隆、上巨虚、三阴交、建里。

**四诊、五诊**：仅于 5 月 10 日因缺眠左侧头痛小作，未恶心呕吐。睡眠后即缓解。针强间、丰隆、玉枕、腕骨、三阴交。

**六诊至八诊**：头痛仍有发作，较前亦轻，已不伴有恶心呕吐。现症头痛已轻，左耳内痛，睡眠时压迫后出现口苦。少阳经异常。病在阳明经、少阳经。针中脘、丰隆及左侧中渚、地五会、悬厘、翳风。

**九诊、十诊**：头痛未作，仅感觉左侧头部发僵，口苦。取前顶，左侧完骨、外关、足临泣、风池。

**疗效**：患者 1 周治疗 1 次，针刺 3 次以后头痛明显减轻。再巩固 7 次，症状基本缓解。1 年后追访，头痛未再发作，属临床痊愈。

### 【医案解读】

患者诉说她的头痛部位在头顶及两颞侧，伴有恶心呕吐，开始认为属厥阴经、少阳经病所致。结合更详细的病史追问，患者头痛的部位实际上是在阳明经所主的前额部，还有少阳经的颞部，并伴有闷痛。经络诊察发现太阴经、阳明经异常，下巨虚至足三里有条索性结块。患者有便秘史，只能依赖口服通便汤药才能缓解，这也反映了是阳明经病变。

因太阴经气不升、阳明经气不能相应下降，致清气不升、浊气不降而发病。依此分析来看，足太阴脾经功能受损，津液运化失司，水液内停而生痰，因而痰凝阻遏气机，而致阳明头痛、呕吐。此二经为病牵连了少阳经的正常生理功能及其疏泄能力，导致了颞侧疼痛的发生。针刺前顶之前，触诊发现囟会穴比较异常，而且患者告知此部位属头痛的原发处。囟会和前顶相似，可升清气，降浊气。中脘也改为建里，因为按压此处的时候有异常，建里与丰隆二穴能健脾化痰，上巨虚为大肠的下合穴。阳明经一降，额部疼痛会减轻，并且少阳经头痛也会随着减轻。

二诊至四诊穴组基本相同，仅加了强间穴。《百症赋》写道："强间、丰隆之际，头痛难禁。"此段话不容易理解，因为不清楚在哪种条件下用该穴组治疗头痛。从临床经验可理解强间、丰隆治疗阳明经头痛，尤其有痰厥性头痛（神经性头痛）。通过4次治疗患者头痛已减轻，出现头痛时亦不再呕吐。

五诊至十诊随着阳明经的病变减轻，开始治疗左侧颞部的少阳经头痛，根据患侧少阳经的异常，有时加患侧外关、足临泣、悬厘、风池等穴。共治疗十余次，十年之疾，竟获痊愈。

# 肩部疼痛

### 案82：果某，男，46岁

**初诊**：2010年4月13日。

**主诉**：右肩疼痛3天。

**症候**：两肩发沉，做按摩后加剧。肩不能举，举则肩胛处剧痛，夜不能眠。苔薄略黄，脉沉。

**经络诊察**：少阳经异常。

**辨经**：少阳经筋病。

选经：手少阳经，二诊改选手太阳经。

选穴：关冲（右，放血）、外关（右）。

二诊：症已明显好转。经络诊察，发现太阳经异常，灸天宗、大椎，针腕骨（右）。

**疗效**：共2诊；属临床痊愈。

---

**【医案解读】**

此病属于虚证。通过两次治疗已痊愈，表明风寒之邪客于表，少阳失疏，用关冲、外关两穴，少阳得疏而达于太阳，二诊再取大椎、腕骨温阳以宣达太阳，灸天宗更增加局部气血的温通而收全功。

井穴放血为何能止痛？治疗络脉堵塞引起的疼痛。在井穴放血"引阳通络"的含义就像一个被倒过来的含水瓶子，如果在瓶子盖上打一个小孔，让少量水流出来，气体自然会往瓶子底部冲（气体跟水换位），在瓶子里产生很强的启动潜在能量的作用。

关于手法的运用，有疼痛病症的患者如果接受不当的按摩治疗会使疼痛加重。尤其是急性疼痛，如肌肉、肌腱、韧带受损，在局部用不当的手法会进一步伤害肌肉、肌腱或韧带，就像"往伤口撒盐"。经常在早晨看到在公园里散步的老人，用自己的拳头敲身体上各部位"经络"和"穴位"，因为他们不懂得适当的手法和轻重程度，有些没有病的人能敲出病来。所以，不当的手法或过度地敲打经络不仅对疾病没有疗效，反而会引起症状加剧。

按语：普及传统的保健方法是有益于群众的事，但必须适度，对经络的过度干扰或不当刺激会引起经络的紊乱和疲劳。这一点我们在临床上已屡见不鲜。希望普及者及被普及者牢记这些教训！

---

### 案83：罗某，女，46岁

**初诊**：2010年6月22日。

**主诉**：左肩疼痛活动障碍1年。

**症候**：左肩疼痛不能平举过肩，后背不能，夜间亦痛，畏空调冷风。睡眠浅，纳少，月经可。苔白，舌淡，脉沉滑。

经络诊察：左顶结节压痛；左温溜有结节（肩痛；胃灼热、打嗝、慢性食道炎）；左阳池异常；左膏肓压痛。太阳经、少阳经、阳明经异常。（三诊复察发现太阴经也异常）

辨经：病在太阳经筋、太阴经筋、阳明经筋。脾胃虚寒。

选经：督脉、太阳经、手太阴经、手阳明经。

选穴：膏肓（左，灸20分钟）、左顶结节（斜向督脉）、后顶。

一诊在左顶结节后第1次进行搓针法后，患者能把胳膊举高一些；第2次进行搓针后，手能举过头顶。

**二诊**：症已减，夜间不痛。针左顶结节、左臂臑，商阳放血。

**三诊**：左肩关节肌肉痛，不能后背。太阴、阳明异常。针左尺泽、偏历、肩内陵。

**四诊**：当日疼痛缓解。取左少商放血（7滴），针左孔最、天府、肩内陵、偏历。

**五诊**：肩前肌肉拘急发紧。针左肩前、侠白、列缺。

**六诊**：肩痛已减。关节活动度已改善。针左肩前、尺泽下、天府。

**七诊**：症继减。针左尺泽下，灸左肩贞15分钟。

**八诊**：左臂后背时肩前痛紧。针左尺泽、阳谷、肩前。

**九诊**：肩前、肩后经筋拘急。灸左太渊、左腕骨、左尺泽上1寸各15分钟（热感窜到肘部）。针后肩部压痛立即缓解。

**十诊**：前症已不明显。针左尺泽上，灸左太渊、腕骨各15分钟（热感窜到肩部）。治疗后症已不明显。

**疗效**：共10诊；属显效。

---

**【医案解读】**

本例症状局限于一侧，治疗时取病侧腧穴。一诊治疗重点在顶结节（相当于足太阳经络却穴）。顶结节恰在足太阳经筋的附着点，经筋病在此部位有反应时可取之，一般能取得较好疗效。二诊，根据疼痛部位再取手阳明经腧穴，其中井穴为手阳明经筋的起点，在商阳放血，以引阳通络；放血时手五里酸，为虚象，与症候相符。三诊，察出太阴经、阳明经异常，而患者又有虚象症状，阴经善于补，阳经善于泻。虚实夹杂证可同时取阴阳相表里经。在取手阳明经同时加手太阴经腧穴。病久（3个月以上），应加局部穴，故取天府、侠白、肩内陵、肩前、肩贞。七诊到十诊治疗重点改为手太阴经、手太阳经，并加灸，以温阳散寒、舒筋活络。

按语：此例病史较长，治疗方法亦多变化，经筋屡屡受损，故疗程较长。

---

## 案84：Z，女，54 岁，美国

**初诊**：2011 年 4 月 2 日。

**主诉**：左肩疼痛，活动受限 1 周。

**症候**：左手上举困难，举手时肩痛，疼痛位于肩背，属手太阳经部位。苔薄白，脉沉缓。

**经络诊察**：左阳谷有结节、压痛反应，手太阳经异常。

**辨经**：病在手太阳经筋。

**选经**：手太阳经、手阳明经。

**选穴**：左侧阳谷、三间。

**二诊**：左肩已轻，手臂可上举但仍有痛感，疼痛位于手太阳经，左腕骨上有结络，针左腕骨疼痛明显减轻。此时肩部痛感移到前部，属手阳明经。左三间有压痛感，针左三间，治疗后症已消失。

**疗效**：共 2 次；属临床痊愈。

### 【医案解读】

此为一个较简单而典型的经筋病例子，故治疗在患侧病变经脉取远端有反应的腧穴，一次治疗即取得显著疗效。经筋病常在病变经脉上会出现较明显的结络，此结络往往同时有明显压痛感。从经筋理论来看，手太阳小肠经结于腕部，因此本经的经筋病常在腕骨或阳谷有异常反应。行针时可让患者活动病处，使针刺作用达到患处，以便于舒筋止痛。

有时候在治疗过程中会发现，由于各经之间的交叉点，疼痛消失后会移到另一条经脉上，此时应通过经络诊察在受邪经脉上寻找相应的腧穴治疗。

按语：此例证明临床经络诊察绝不是仅做一次就能完成的，要根据治疗过程、症候变化适时地进行经络诊察。观察经络变动情况及时调整选经、配穴才能获得较快、较好的疗效。

---

### 案85：苏某，女，41 岁

**初诊：** 2012 年 12 月 4 日。

**主诉：** 右肩痛活动受限 4 年。

**症候：** 肩前疼痛活动受限，不能侧压。余正常。诊为肩袖损伤，诊为"撞击综合征"。

**经络诊察：** 右手太阴经异常：经渠（结络）孔最段（结节）异常。手太阳经（阳谷）。

**辨经：** 病在手太阴、手太阳经筋。

**选经：** 右手太阴经筋，右手太阳经筋。

**选穴：** 经渠（右，揲）、尺泽（右，揲）、中府（右，揲）、右顶结节（2针）、阳谷（右）。

揲后疼痛减轻，活动好转。揲、针后症皆减轻。

**二诊：** 经渠的结节已消失。症状明显好转。手太阴（尺泽下小结节）。揲右侧尺泽下、肩内廉。针尺泽（泻法）、肩髃、额结节。

**疗效：** 治疗 2 次后症状基本缓解。

---

【医案解读】

患者右肩痛 4 年，无明显诱因，但她当导游多年，经常举旗，不知是否导致其肩痛？西医诊为肩峰下撞击综合征。本例经络诊察属手太阴经筋病，《灵枢·经筋》写道："手太阴之筋，起于大指之上，循指上行，结于鱼后，行寸口外侧，上循臂，结肘中，上臑内廉，入腋下，出缺盆，结肩前髃，上结缺盆，下结胸里，散贯贲，合贲下，抵季胁。其病：当所过者支转筋痛，其成息贲者，胁急……"

由于属经筋病，可以选异常的腧穴治疗。因此先在右经渠用捏割的手法至出痧。再让患者活动肩膀，自述症状减轻。再察手太阴经，发现右尺泽下异常，也使用揲法至出痧，症又进一步减轻。再揲右中府，其穴的肌肉、肌腱组织与肩关节的活动有密切联系，揲完后肩前痛已明显好转。

肩后疼痛、紧、不适感属太阳经筋的循行范围，《灵枢·经筋》："手太阳之筋，起于小指之上，结于腕，上循臂内廉，结于肘内锐骨之后，弹之应小指之上，入结于腋下。其支者，后走腋后廉，上绕肩胛，循颈，出足太阳之筋前，结于耳后完骨……其病……循臂阴，入腋下，腋下痛，腋后廉痛，绕肩胛引颈而痛……"

顶结节位于太阳经。察顶结节发现右侧异常，用两根针，一根沿着太阳经向下针刺，另一根斜向右下方向。用搓针法配合脊柱伸直的动作。针刺以后疼痛已不明显。

二诊患者肩关节活动受限有明显好转。重新察经络时发现经渠穴的结节已消失，但尺泽下仍有小结节。由于尺泽下的结节位于深部，先用一个温熨棒，把其尖端加热以后，按压尺泽下异常部位，以温阳散结为目的。然后揲尺泽下至出痧。循推手太阴经筋肩前廉发现异常，在此处使揲法。循摸时发现手太阴经相表里阳明经肩髃穴也有异常，针此穴，刺激至气往下窜。后针刺尺泽下，为疏通其经筋。额结节为临床发现可治疗肩关节疾病的有效穴，基本位于太阳经。若此穴有异常反应，可用来治疗由太阳经筋引起的肩痛的病症。该患者右侧额结节异常，故取此穴。可用手法或针法，皆通过其经筋与肩关节联系，促进肩峰下堆积的代谢物排除，因此能使症状缓解。

# 手指关节疼痛

## 案86：大卫，男，55岁

**初诊**：2011年2月24日。

**主诉**：手指关节疼痛活动障碍1年半。

**症候**：左手三、四、五指关节活动障碍1年半，近3个月右手指亦发僵硬不灵便，伴指节疼痛。近来足趾、足跗部麻痛。余正常。苔薄白少津，有细裂纹；

脉滑。

经络诊察：手四、五指第二指关节压痛，左中渚、阳池压痛。手少阳经、手太阳经异常。

辨经：手少阳、手太阳经筋病（劳损所致）。

选经：手少阳经、手太阳经、经外奇穴。

选穴：八邪、阳池、腕骨、关冲、少泽。

二诊：穴同前，加手三里以加强补虚的作用。

三诊：症无变化，针关冲、少泽、中指第二节指骨外侧刺筋，局部加灸10分钟，腕骨灸10分钟。

四诊：症已减，取穴同前，加阳池，再灸阳池、关冲、少冲，以继续温阳益气，利关节，活血止痛。

五诊：指节痛已明显缓解，已可握拳。治疗思路如前，灸阳池、腕骨，点关冲、少冲、中指筋起处。

六诊：指节疼痛基本消失；针八邪（加灸）、阳池（左），巩固疗效。

疗效：共6诊；属临床痊愈。患者本来考虑做手术，但针灸治疗后已决定不做。

【医案解读】

　　患者是一位记者，习惯用笔记本电脑工作，长期用不当的姿势敲击键盘，引发经筋劳损，经络诊察发现手指本节、左中渚、双阳池压痛，明确为手少阳经的异常，故第一、二次治疗以手少阳经为主。病久必虚，而劳损亦属于虚证，所以针双阳池（手少阳经的原穴），加八邪以协助利关节。三诊考虑此病因为局限于手指活动障碍，而且活动引起疼痛。根据经络诊察发现选用关冲、少泽等经筋起点针刺（经筋病的治疗方法包括在局部仔细寻找病变肌腱或韧带，然后直接针刺，且最好寻找到筋的起点处）。《灵枢·经脉》曰"太阳主筋所生病"，腕骨不仅为太阳经的腧穴，亦为原穴，取之能达到"一石二鸟"的效果。

　　按语："以痛为腧"是治疗"筋"病的重要方法之一，特别是在筋的近端或远端附着点上，需仔细循摸筋的附着处针刺（或灸，或指压），这是决定疗效的关键。

# 颈项腰背疼痛

## 案87：俞某，女，56岁

**初诊**：2012年9月27日。

**主诉**：头项僵硬而痛，伴头晕、双手麻木5年余。

**症候**：头项僵硬而痛，伴头晕、双手麻木，时好时发。劳累后加重。曾做按摩未效。有萎缩性胃炎。反酸、嗳气频。苔薄少津，脉沉细。颈椎病：颈5-6椎间隙狭窄。

**经络诊察**：太阴经、少阳经、手厥阴经、手太阳经、足少阴经、足阳明经异常。

**辨经**：病在太阳经、督脉、太阴经、少阳经、阳明经。

**选经**：督脉、太阳经、少阳经。

**选穴**：后顶、天柱、支沟、阳陵泉。

**二诊**：项背强痛已缓，手麻亦消失。头沉、项无力、乏力。小腿发沉。针后顶、天柱、支沟、阳陵泉、曲泉。

**三诊**：症明显好转。针风池（左）、支沟、阳陵泉、足三里。

**疗效**：治疗2次症明显缓解。属显效。

---

### 【医案解读】

患者的异常经络较多，有的时候会困惑医生。为了认清楚经络诊察的结果，必须要对接其异常结果与症状。对接以后，会使辨经的思路清晰，对患者疾病的认识也会比较清楚，能找到更恰当的治疗方法。此患者的经络异常皆有对接，如少阳、阳明、足太阴经异常跟其萎缩性胃炎有关；手太阴经对接慢性气管炎史；太阳与足少阴经跟其颈椎病史有关。那应该怎么选经呢？先以主症为指导，遵"急则治标"之旨。

患者主诉是头项僵硬而痛，伴头晕和手麻，按经络诊察与太阳经和督脉对接。手太阳经筋主"绕肩胛引颈而痛，颈筋急"，而且手太阳经主"颈、颔、肩、臑、肘臂外后痛"。足太阳经主"筋所生病者，项、背、腰皆痛"。足太阳经筋主"项筋急"（《灵枢·经脉》）。督脉主治其经筋病，比如脊柱或脊柱两旁的筋出现错位。故取后顶为主穴，疏通督脉。

针刺后顶以后患者立刻感觉项部轻松。

由于患者伴有头晕，太阳经也有异常，故取天柱，调节头部的气血供应。天柱不仅调节头晕，也能治疗项痛。《针灸聚英》："项如拔，项强不可回顾。"《百症赋》："项强多恶风，束骨相连于天柱。"《针灸资生经》"治肩背痛欲折""颈项筋急不得顾""头旋脑痛"。笔者一般取此穴治疗由太阳经或经筋受阻导致的脑供血不足的头晕、头昏或项痛。颈椎病也可导致头晕，天柱穴通过促进项部的气血流动，可疏松项部肌肉，并调节脑部的血液供应。

患者有萎缩性胃炎，有泛酸、嗳气等症。经络诊察发现少阳经、阳明经异常。反酸为其最重的消化系统的主症，故先取少阳经的对穴支沟、阳陵泉，疏泄少阳，治其反酸。再治疗 1 次，配穴同前加曲泉，取得显效。

----

### 案88：董某，女，27 岁

**初诊**：2011 年 8 月 16 日。

**主诉**：背痛 3 天。

**症候**：4 日前在沙发睡觉受凉，姿势不当（左胳膊往上伸出头压着胳膊），引起后背脊柱旁的肌肉疼痛，大约在胸 3 椎旁，疼痛剧烈，患者认为有脊柱移位。

经络诊察：督脉第 3 胸椎稍往右移位。

辨经：受凉引起的督脉、足太阳经筋病。

选经：督脉、足太阳经。

选穴：第 3 椎（撸）、左胸部阿是穴（撸）、后顶。

后顶用搓针法，让患者把脊柱伸直后深呼吸，将空气憋在胸部后大声咳嗽，行针后让患者活动背部，患者感觉背部已不疼痛而且背部肌肉已松软。再撸左厥阴俞的部位，涂抹紫草油；撸左胸部的酸点，在俞府下的位置。

**疗效**：针后诸症已完全消失。共 1 诊；属临床痊愈。

**【医案解读】**

患者因睡眠中受凉引起椎旁肌腱紧张度增高引起第 3 胸椎脊柱错位，导致急性背痛。其实很多人因睡觉时（卫气入里不固表）或劳累时（气血虚），不注意保暖，或开着窗户被风吹到，或空调温度过低而直接吹到身体，被寒邪侵袭之后，而患急性肌肉、肌腱、关节疼痛。若长期不治疗则导致慢性疼痛，日久甚至可致阳虚寒凝血瘀，能引起肌肉、肌腱、韧带以及关节的病变，此时病已较难治愈。此类疾病包括所谓的"空调病"。

此病因为早期求诊，仅治疗 1 次就取得了临床痊愈。治疗本病笔者多采用揲法，此手法为笔者受到俞跗的启发而发展的各种手法之一（详解见诊后絮语）。

取胸部的阿是穴为"阳病取阴"的取穴方法。但要注意，不能随便用"阳病取阴"或任何一种取穴方法，必须根据相关的经络诊察反应才能使用。

---

### 案 89：李某，男，34 岁

**初诊**：2011 年 3 月 29 日。

**主诉**：腰痛 3 个月。

**症候**：3 个月前由搬物引起腰痛，诊为"腰椎间盘脱出"。曾在多家医院诊治。现症：腰痛，"诱发左小腿外侧静脉曲张"，久坐则腰骶尾骨处痛，"腰 5- 骶 1 有改变"。苔白，舌尖嫩红；脉滑。

**经络诊察**：手三里有小结节；京骨有小结节；申脉有结络；左小腿外侧在少阳经、阳明经之间能摸出有静脉曲张（以前较明显，现在只能摸出来）。阳明经、太阳经、足少阳经异常。

**辨经**：病在太阳经。

**选经**：足太阳经、督脉。

**选穴**：后顶、委中（左，点）、至阴（左，放血）。

**二诊**：左小腿的静脉曲张已明显好转，症已去 70%。诊察时，发现左丘墟有异常反应，说明腰椎扭伤（督脉、足太阳经的病变）已影响了足少阳经（所以静脉曲张的位置在足少阳经的路线上）。取后顶搓针，悬灸左丘墟 15 分钟。

三诊：腰部已基本不疼，跑步时左腿已不疼。再次治疗巩固疗效；治法取穴同前。

**疗效**：共 3 诊；属临床痊愈。

【医案解读】

本案先取后顶做搓针手法，是将脊柱旁的经筋放松，从而使脊椎的瘀滞得以疏通。久坐则疼痛说明太阳经络有瘀滞，所以在左至阴放血（9滴，血色黑），并点刺左委中。到二诊时察经发现少阳经出现异常，说明腰椎扭伤（督脉、足太阳经的病变）已影响了足少阳经（所以静脉曲张的位置在足少阳经的路线上）。

此时读者也许想问几个问题：为什么初诊做经络诊察时未发现少阳经的异常反应而到了二诊才出现？为什么小腿的静脉曲张出现在足少阳经、足阳明经的部位？这个现象显示"症候与经络诊察不符"；这种情况对诊断和治疗有什么影响和意义？是否在开始治疗时牵连足少阳经的关系不太强，而通过治疗督脉、足太阳经把瘀滞从太阳经祛除后就能自然地把少阳经的异常拉到较浅的层次，变得更明显？遇到类似的症候与经络异常不符的时候，可先选变动经脉以调整经络，再根据经络变动选择相关经络和腧穴治疗。

按语：病程仅 3 个月，故首先用后顶以调整督脉之气；配以足太阳经的郄穴—委中，使离经之血入络易出，再从至阴（井穴）放血，使瘀血外出，故取得速效。

---

### 案 90：杨某，男，72 岁

**初诊**：2011 年 2 月 22 日。

**主诉**：腰痛 1 年。

**症候**：病起骑车摔伤腰部致腰 2-3 椎轻度滑脱。腰痛起坐困难，累及左胯及下肢痛。余正常。蹲下、向前弯腰困难，苔白少津、脉滑。腰 1-5 椎体明显骨质增生，腰 1-3 椎盘隙略狭窄（属老年性的病变）。右手发抖（以后再治）。

经络诊察：左阳池有结络、压痛。少阳经异常。

辨经：病在手少阳经筋与督脉。

选经：少阳经、督脉。

选穴：后顶、阳池（左）、会宗（左）、阳交（左）。

**二诊：**症已减，但未尽除。经络诊察发现左阳交有结节，左会宗发涩，原先的左阳池的结络已消失，少阳经发涩。取会宗、阳交、后顶。

**疗效：**共2诊；属显效。1周后电话追访已无不适。

【医案解读】

本案一诊时即取显效，具体治疗操作方法是：取左阳池平刺往上透，并在手臂往上叩击手少阳经。透针后让患者来回走；患者立即能反复地起坐。再针刺后顶，并让患者配合活动，腰痛明显好转。再次刺激后顶，再让患者活动腰部，疼痛已消失。说明后顶穴对于腰背部的经筋病变有显著的针对性疗效。

二诊选穴会宗为手少阳三焦经郄穴，阳交为阳维脉郄穴，阳经的郄穴皆有止痛的作用，而这两个郄穴又是阿是穴，取阿是穴为治疗经筋病常用的取穴方法。

腰扭伤常涉及太阳经和少阳经，一般以太阳经为主。做经络诊察时，首先察了太阳经，但未发现明显异常。患者有侧弯腰困难，所以又察了少阳经，发现左阳池有脆结络。结络或属经筋病或属络脉病，此病为外伤引起的经筋病。为何平刺阳池？因为在阳池诊察出的结络在浅部。此病时间久，属于慢性病，而阳池为原穴，诸原穴能温阳益气，对慢性病有良好的治疗作用。用针灸治疗时，选经取穴要灵活。例如，经筋病，若察经发现有相应的结络或其他经络异常即可取该部位（阿是穴）；若没有相应的阿是穴只能依靠经络理论来取穴。

## 案91：马克（美国人），男，49岁

**初诊：**2011年5月21日。

主诉：腰痛 14 个月。

症候：初由下蹲运动而伤腰，以脊中为主。核磁检查显示风湿性病变，功能轻度障碍。发作时活动障碍，活动剧烈加重，咳嗽时加重，余可。另体胖，体重为 107 公斤；发胖已 10 余年。苔净，沉滑。

经络诊察：足通谷、束骨、京骨异常；丘墟有结节；腕骨到阳谷异常；阴郄有脆络（睡眠障碍）。太阳经、足少阳经、手少阴经异常。

辨经：病在太阳经。

选经：督脉、足少阳经。

选穴：后顶、阳陵泉。

二诊：腰痛已显著减轻，咳嗽已不引起疼痛。针后顶、阳陵泉、照海。

三诊：患者述晨起时腰痛。这个现象属于（阳）虚证，所以取命门、肾俞，加委中。

四诊：患者仍述晨起时疼痛，但活动后减轻。察经络发现京骨有压痛反应，所以取后顶、京骨。

五诊：腰痛已消失，患者跑 1 公里仍无不适，做各种活动均可。虽然已经达到临床痊愈，为了巩固疗效再做 1 次治疗，取后顶、京骨，而加阳谷（采用同名经的协同作用）。

六诊：症已消失。

疗效：共 6 诊；（腰痛）临床痊愈。

【医案解读】

患者 14 个月的腰痛最初由下蹲运动伤腰引起的，发作时有活动障碍，活动剧烈、咳嗽时加重。核磁检查显示风湿性病变，功能轻度障碍。

经络诊察发现足太阳经的足通谷、束骨、京骨异常，足少阳经的丘墟有结节，手太阳经的腕骨、阳谷穴异常，手少阴的阴郄有脆络。与腰痛有关的病变经脉主要为足太阳经，但（初诊）取穴时采用督脉和足少阳经腧穴，即后顶及阳陵泉。咳嗽引起的腰痛加重一般说明腰椎间盘有异常，原因包括肌腱或韧带（经筋）的损伤引起的移位；后顶穴能够使背部的皮脉肉筋骨松弛和复位，以治疗在督脉上或脊柱旁边的皮脉肉筋骨错位或结构变化（见第 196 页"后顶搓针法"）。之所以取后顶和阳陵泉是因为患者腰痛的主要原因为运动引起的经筋损伤。此例不仅治疗经筋病（标），也调整肾阳虚证（本），故取京骨（原穴）、肾俞、命门之类的腧穴。

在针灸治疗过程中建议暂时不要做身体锻炼，避免肌腱和韧带的再次损伤，待恢复到正常的位置之后再逐渐进行锻炼。

### 案92：刘某，女，49岁

**初诊**：2011年7月28日。

**主诉**：腰痛10余年，加重1年。

**症候**：久坐、久站则腰剧痛10余年，近年加重，半屈腰时（例如刷牙姿势）尤其剧痛。X线显示，腰4-5椎间盘突出。

**经络诊察**：太阳经异常。

**辨经**：病在太阳经、督脉。

**选经**：太阳经、督脉。

**选穴**：至阴（放血）、后顶、阳谷、通谷。

**二诊**：症减，屈腰时间加长。针后顶、阳谷。

**三诊**：屈腰后已不痛。取后顶。

**四诊**：前症已消；为了巩固疗效，取穴同前，加筋缩。

**疗效**：共4诊；属临床痊愈。

### 【医案解读】

此病例辨经较简单，只涉及太阳经和督脉，治疗过程短，直接取病经。取穴方法为治疗经筋病的常用思路，即寻找相关的经络异常反应腧穴（阳谷、通谷）和经筋的附着点（至阴、后顶），再加筋缩。筋缩穴的名称暗示它对经筋病有特殊作用，能缓解筋的紧缩。

**案 93：王某，女，44 岁**

**初诊：** 2009 年 8 月 4 日。

**主诉：** 急性腰痛、左腿痛 3 天。

**症候：** 左下肢髋关节伤筋 3 天。系扭伤所致。咳嗽不痛。苔白，脉滑。

**经络诊察：** 太阳经异常。

**辨经：** 病在太阳经。

**选经：** 手太阳经、督脉。

**选穴：** 右天宗（弹拨）、后顶。

弹拨右天宗穴，同时让病人踹左腿。针后腰痛、腿痛均消失。

**二诊：** 8 月 8 日复受风寒，左胯及左下肢又痛，活动受限。病在手足太阳经。针左环跳、左委中。

**三诊：** 下肢已不痛。仅举腿时有不适感。左秩边 TDP。

**疗效：** 症状消失。属临床痊愈。

**【医案解读】**

这位患者有急性腰痛兼左髋关节痛，属于足太阳经筋病。初诊时先按揉了右天宗穴，同时让患者下踹左腿。右天宗穴是她左髋疼痛部相应位置。踹脚能使髋关节的筋脉和肌肉回到原位。

为了治疗急性经筋病，刚损伤几天之内，采用同名经对应取穴法效好。修理中国传统木椅也使用这种办法。传统的椅子没有钉子。如一条腿扭曲变形（不适当的位置），可用锤子打椅子背后的对应部，能使变形的腿回到原位，再轻轻调整它的位置。直接用锤子打错位的部位也可以，但有时直接敲打损伤部位较粗暴，可对其造成更大的损伤。同名经对应取穴法是用同名经的腧穴，在相应部位，疏通整个同名经筋。按揉右天宗以后，还是稍有不适，所以用了后顶搓针法。后顶疏通与督脉有关的肌肉、经筋。针完后疼痛消失。

几天后由于左髋关节受风，髋部又疼，但腰部不疼。因为病不在督脉所管范围，故不用后顶。环跳是足太阳经和足少阳经的交会穴，是九针回阳穴之一，能温阳散寒，通经活络。必须指出的是一定要重视用手去仔细循摸腧穴，并且循摸具体的疼痛部位。摸的过程中用心去感觉温度、结构（结节、结络、筋出槽）、酸痛、麻木、滑涩等异常反应。循摸环跳的时候感觉到了一个很明显的筋出槽。针完后发现虽然筋出槽消失，还有小的结络。所以用了足太阳经的合穴委中，对整个足太阳经经筋有松解的作用，使错位的肌肉彻底复位。遂告痊愈。

---

### 案94：吴某，女，38岁

**初诊：**2010 年 5 月 15 日。

**主诉：**慢性腰腿痛，加重 1 个半月。

**症候：**有腰痛病史。经骨伤医院住院治疗好转。久行则左下肢痛酸凉，感觉障碍，足跟冷，脚外侧麻，行路有跛行。苔白，脉沉滑。X 线显示腰 4-5，腰 5-骶 1 椎间盘向后突出。

**经络诊察：**手太阳经、足太阳经异常。

**辨经：**病在足太阳经筋。

**选经：**足太阳经、督脉。

**选穴：**至阴（左，放血 10 滴）、后顶。

**二诊：**针后当日症状明显好转。取左秩边、委中。右顶结节。

**三诊：**左下肢痛已消失，唯久站、久行时感下肢麻（大腿后侧）酸（外侧）。取右顶结节，左京骨（有结块）。

**疗效：**治疗 3 次以后痊愈。

---

**【医案解读】**

患者腰 5-骶 1 椎间盘突出，伴左下肢凉、左脚外侧麻。本病属足太阳经筋病。左足外侧麻，表示有血虚，左至阴穴放血引阳通络，促进气血流动。后顶穴用了两个针，一个直接往下针，另一个也在后顶针但沿着人字缝往足太阳经左斜下透。搓针后顶穴的同时用医者的左腿膝盖顶住患者腰部，搓完针后让患者走一下，观察她的腿有无变化。患者穿上高跟鞋站起来腰腿一点问题都没有，很敏捷地走出去。自述腰腿行走已无障碍，跟刚来时完全不同。

由于患者的腿疼位于足太阳经筋，后续治疗加了秩边和委中，秩边主"腰痛"（《针灸聚英》）。委中"主膝痛及拇指，腰夹脊沉沉然，遗尿腰重不能举体"（《针灸聚英》）。找后顶穴发现右侧顶结节有异常反应，可理解为后顶的变位。针后效果显著。腰部受到损伤时，经筋、肌肉、韧带皆能变位，腧穴也能随着变位。腧穴在皮、脉、肉、筋、骨之间，它们一有变动、错位，腧穴自然也变动。如一条长河末端发生地震或暴雨，导致峡谷两边山崩或泥石流，碎石下落河中，堵塞河流。河水不停涌来，绕过壅塞处，致使水流变慢，而影响上游水流速度。河流末端像患者腰椎间盘突出，上端等于顶结节的变位。搓针后顶旁的顶结节时要求患者踮脚，能让筋肉顺利复位。经络诊察时候发现京骨有一个结块，说明足太阳经筋有气血、代谢物的堆积（由于经筋受损，气血流动不畅，能产生堆积，形成结节、结块）。京骨主治"头痛如破，腰痛不可屈伸，……颈项强，腰背不可俯仰"（《针灸聚英》）。

治疗经筋病时如果察经有酸痛、结节、结络，说明与本病的经筋有关，可直接针最酸疼或有结节的腧穴。

按语：针灸止痛并没有特效的止痛腧穴，必须仔细分辨何经、何穴异常，根据个人的具体情况选择最相宜的腧穴或阿是穴，才能获得较快、较好的效果。

---

### 案95：王某，女，41岁

初诊：2010年9月18日。

主诉：腰腿痛10余年。

症候：项背强，腰痛，右侧膝眼痛，蹲屈障碍。苔白少津，脉沉。本病初发有外伤史。

经络诊察：太阴经、太阳经、厥阴经异常。

辨经：病在太阳经筋。

选经：督脉、太阳经、阳明经、厥阴经。

选穴：后顶、四关、关元、右内膝眼阿是穴。

**二诊：** 腰腿痛明显好转。右膝痛已消失。左膝眼痛。针后顶、四关、左膝阿是。

**三诊：** 腰腿痛已消失。左颈酸胀痛牵及缺盆。摸左肩外俞。灸左肩井、点委中、左关冲放血。

**四诊：** 腰腿痛已消失。左乳突、风池穴附近部胀。选手少阳经。左关冲放血16滴。

**疗效：** 经4次治疗症状皆消失，属临床显效。

## 【医案解读】

患者腰腿痛已10余年。经络诊察发现太阳、太阴和厥阴经都有异常。患者以腰腿痛为主，是太阳经筋病，取后顶宣通督脉，可疏松督脉旁之太阳经筋，操作时用后顶搓针法。患者伴右内膝眼痛，为缓解疼痛取阿是穴，凭医生指下感觉找异常结构，像结节或酸痛部，然后针此位置。

由于厥阴经和太阴经有异常，尤其是厥阴经，应调理经络异常，取四关加关元，可启动全身阴血运行，调理经络。患者无与厥阴经相关的症状，但经络仍有异常，也许病情尚未发展至此。疾病的发展过程通常有三种常见的表现：①经络异常和症状并行；②有症状但经络无异常或经络虽有异常但表现的晚；③经络有异常，但无症状。

四关由太冲和合谷穴组成。针四关可启动原气，促进全身气血运行；由于厥阴在三阴主阖，阳明在三阳主阖，因此四关启动的气血循环于深部，主治范围包括：①散外风，提高抵抗力。疏散外邪，治感冒初起。②息内风，如癫病，抽搐。③搜一身百节之风，可治游走性关节痛。④调理经络。如经过不恰当的针灸治疗，过度强烈刺激，取穴过多而导致的经络紊乱。亦主治气血瘀滞导致的抑郁症，不正常的气血流动，以及调节时差等。若患者有虚象，女性可加关元，男性可加气海。

二诊时，腰腿痛明显减轻，右膝痛消失，但左膝却开始痛。仍取后顶、四关，左膝阿是穴。

三诊时，腰腿膝痛皆消失，仅左颈酸胀痛牵连到缺盆。开始认为是太阴经筋导致的肩痛，决定针太渊穴。为了确认此点，先循摸左肩颈找异常反应，发现其实左少阳经肩井穴有酸痛感，而且左手太阳经肩外俞部较紧。因此用揲法疏松肩外俞。揲完后患者感觉较松快，再灸肩井穴15分钟，温通经络。灸完后，患者自述此部又紧又胀，说明有积滞，所以在左手少阳经的井穴关冲放了10滴血，引阳通络，紧胀感立刻消失。患者起身后，自言左膝痛从内膝眼移到膝后侧，因此用1寸半的针点委中穴，膝痛消失。在临床过程中需要灵活地取腧穴。如一开始想要针一个穴位，但发现此腧穴无变化，不用再针此部位，应改变思路，考虑用其他穴位，要随经络的变化来取穴。

四诊时，患者主要的症状皆消失，仅左风池穴附近胀，病在左手少阳经筋。浊气停留导致胀感，因而在左关冲穴又一次放血，疏通本经之气滞，放血量以血色变浅为标准。放血后，胀感顿时消失。

经过4次治疗，此患者10年的病痛竟消失。此病例展示了经络辨证的重要性。对经络循行一定要熟悉，才可以选用恰当的治疗方案。分清是哪一条经受阻，才可考虑取哪个腧穴。所选腧穴的功能要掌握清楚，位置要准确，腧穴皆位于缝隙（皮、脉、肉、筋、骨的缝隙），下针要得气，最好是麻，（有时往上）沿着经络像蚂蚁慢慢往前串走样针感，或像轻微的热水往下流。另外，取腧穴的数量不用过多，只要腧穴找准和手法适当，效果就会出现。

## 案96：刘某，女，63岁

**初诊：** 2012年12月6日。

**主诉：** 右下肢后侧酸痛3个月。

**经络诊察：** 督脉、太阳经异常。

**辨经：** 病在督脉、太阳经。

**选经：** 督脉、足太阳经。

**选穴：** 后顶（2针）、右下肢浮络（放血）。

**疗效：** 针刺后症已消失，属临床痊愈。

**【医案解读】**

由于 3 个月以前腰受风，导致沿着足太阳经右侧腰部累及右下肢酸痛。由于患者的腰痛先是督脉与其络脉受风引起，故取后顶，升阳疏通督脉。取后顶沿督脉向下进针；再察后顶右侧人字缝处较酸，另一个针向右下斜进针。配合后顶搓针法伴伸展督脉的动作，然后让患者站着，搓后顶时让患者踹患侧腿。但右下肢承扶至委中处仍有酸痛感。说明后顶效果不理想，按经验若属后顶主治范围，应该立刻有好转。再进行经络诊察，在右腿后侧按压时发现足太阳筋较健侧紧，审视其浅静脉较紫暗，属瘀血的表现。察看委中周围，发现委阳穴处有瘀血浮络，比健侧腿的络脉颜色深，浮络走行明显不同。放 4 滴血，血的颜色非常黑，再按压，患者自述仅在承扶酸疼。又在委阳外侧的浮络放 4 滴血，血色也黑，再按压，承扶酸痛感消失，患者起来走了几步，疼痛完全消失。

此医案表明，除了用循推，亦要使用审视、按压的经络诊察方法，说明审、按法具有重要的临床价值。

---

### 案97：王某，女，54 岁

**初诊：** 2012 年 12 月 18 日。

**主诉：** 腰痛 1 周。

**症候：** 1 周前无明显诱因出现腰痛。初觉腰痛、酸困不能屈伸，活动后可缓解，两髋为甚，咳时加重。余正常。

**经络诊察：** 督脉、太阳经异常。

**辨经：** 病在太阳经。

**选经：** 督脉、太阳经。

**选穴：** 后顶、大肠俞、申脉（右）。

**二诊：** 腰部已松快，但仍不能久坐。湿浊未净。针大肠俞、次髎、环跳。

**三诊：** 腰骶两侧沉。针中膂俞、膀胱俞、十七椎。

**四诊：** 症已不明显。针十八椎、十七椎、阴陵泉。

**疗效：** 针刺 3 次明显好转。再巩固 1 次。属显效。

【医案解读】

患者有颈腰病史 14 年。西医诊为。颈 4、5、6 狭窄，腰 3 滑脱、骶半脱。2008 年由于颈腰痛伴有左手麻木，曾用后顶为主穴，治疗 13 次后基本痊愈。

此次，患者又出现腰酸痛，伴有两胯骨酸痛。由于患者有腰痛病史，开始认为仍属督脉及其两旁的筋出现错位，故取后顶搓针法疏通督脉，并配合伸展复位动作，但患者没有任何好转。由于后顶无效，故改变思路，再进一步了解病情。了解到患者在广西北海居住 2 个月，气候潮湿，逐渐出现腰痛。其腰痛应由于湿浊阻络引发。诊察腰部，发现大肠俞异常，故针刺其穴疏利腰部。由于右髋骨疼痛较重，加右申脉。申脉通阳跷，调节下肢腿的协调活动。

二诊患者症状减轻，去申脉、后顶，加次髎、环跳。次髎能化湿，湿一去，热或寒也会散出去。环跳通过回阳可化湿散寒。

这个医案可以提示后顶穴亦有一定的主治范围，不能认为是"特效穴"。若因寒湿或湿热导致的颈、胸、腰痛取后顶无效，就要考虑取能化湿的腧穴。

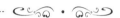

### 案98：方某，男，49 岁

**初诊**：2012 年 12 月 4 日。

**主诉**：腰痛两年。

**症候**：腰痛，不能久弯久坐，腰酸僵硬。双下肢麻，右腿无力，脚凉。余正常。2009 年 3 月由于外伤引起颈椎脊髓压迫，手术治疗。苔薄白，舌暗，脉沉滑。

**经络诊察**：手太阳经、手少阴经、足太阳经异常。

**辨经**：病在太阳经。

**选经**：少阴经、太阳经。

**选穴**：神门、阴郄、京骨、申脉。

**二诊**：腰 4-5 疼痛，窜至下肢，久坐足麻。针十七椎、关元俞、秩边。

**三诊**：自述坐位腰部较轻松。余同前。针腰阳关、十七椎、关元俞（加

TDP）、秩边、阳陵泉、大肠俞。

疗效：治疗 3 次后腰酸痛等症已不明显。属显效。

【医案解读】

按患者的症状和经络诊察的结果，应该可以使用后顶搓针法。但患者有颈椎手术史。如果用后顶搓针法及配合的动作，可能对患者手术的部位有伤害。可见后顶穴的使用是有条件的。因为有虚象，患者消瘦，四肢凉，病日久，取足太阳膀胱经的原穴京骨。加申脉，通阳蹻脉，可调节下肢活动的协调性。

二诊以后取局部腧穴，十七椎、关元俞、秩边等，其穴皆能治腰痛(《针灸资生经》《针灸聚英》)。针刺后腰痛缓解。

---

### 案 99：程某，男，23 岁

初诊：2011 年 8 月 11 日。

主诉：腰痛 7 年。

症候：腰痛由外伤所致，晨起尤重，久坐久行则酸痛明显。

经络诊察：天柱压之酸痛（腰痛）。后顶未有异常反应。太阳经、手太阴经、手厥阴经、手少阴经异常。

辨经：病在足太阳经。

选经：足太阳经。

选穴：天柱。

二诊：症无变化。点委中、大肠俞。

三诊：腰仍疼，窜左腰，原先窜右腰。经络诊察发现，京骨小结节、压痛，京骨上有小结络，昆仑压痛；仍取足太阳经，重点为京骨。脚跟疼痛，脚发凉，脉沉弦。灸京骨 15 分钟。

四诊：腰晨起已不痛，但久坐、久行仍酸，较前轻，左侧已不痛。京骨仍有小结节。取肾俞、京骨。

疗效：共 4 诊，治疗后腰痛未复发。属临床痊愈。

【医案解读】

本例为陈旧性外伤引起的腰痛，应属经筋病，故开始以为后顶穴会有压痛感。经络诊察发现，后顶无异常反应，而足太阳经明显异常，病局限于足太阳经。因患者从未接受过针刺治疗，一诊只取天柱穴。足太阳经筋结于头后部以及后项部，故天柱的主治包括腰痛。针刺天柱留针后腰部已松快很多，但疼痛无变化。久病入络，可取通血络的腧穴以及局部腧穴，故二诊点刺委中、大肠俞。

到了三诊，仍有腰痛。腰痛病程久而京骨穴有异常反应，必有足太阳经气虚，灸京骨。京骨为足太阳膀胱经的原穴，有温经通脉活络的作用。灸完京骨后腰痛当时减轻。四诊，腰痛已基本消失。

按语：7年之疾经4次治疗而愈，使我们更加坚信经络理论对针灸临床的指导作用。

---

## 案 100：刘某，女，57 岁

**初诊**：2011 年 9 月 15 日。

**主诉**：腰痛 5 年。

**症候**：腰疼初起在脊柱，2 年后开始涉及两边，有时反射到右腿侧面，右足底时麻；晨起和受凉则症状严重，活动后缓解；今年 6 月份又扭伤腰椎。口干、口苦，入睡困难，耳鸣 2～3 年（高调）。乳腺增生 2 年；有心肌炎病史。舌质紫，苔白，脉滑。

**经络诊察**：太阳经、足少阳经、少阴经、手厥阴经、太阴经异常。

**辨经**：（腰痛）病在督脉、太阳、少阳经筋；（小腹不适）病在带脉、任脉。

**选经**：督脉。

**选穴**：后顶。

针刺当日已可弯腰，翌日又恢复如前。

**二诊**：腰痛，右腿弯曲困难（从腰部至大腿外侧少阳经筋），口干已减；取后顶，右侧阳陵泉、委中、丘墟（灸）。

**三诊**：屈腿好转，晨起时仍腰痛，口干又出现，察督脉发现第 5 腰椎棘突增厚。

取腰阳关（加 TDP），右侧秩边、十五椎间。

**四诊：**前次针后症已减轻；取腰阳关、秩边。

**五诊：**腰部有约束感，伴有腰痛，小腹不适，晨起尤重；取带脉、五枢、阴交、足临泣。

**六诊：**腰痛不减。取肾俞、大肠俞、中膂俞（加 TDP）、京门、后顶。

**七诊、八诊：**腰痛已减，唯晨起时腰周（带脉）拘紧不通，病在带脉，治疗以温阳化湿。取带脉、胞肓（灸）、京门、十七椎（加 TDP）、右侧十七椎夹脊、阴陵泉、太白。

**九诊：**晨起腰胯拘紧，弯曲困难，累及大腿后外侧。针带脉、环跳、委中，揉胞肓。

**十诊：**昨日下午突发腰部右胯疼痛，今晨已消失。察：右跗阳下酸；丘墟酸；双阳陵泉处筋膜增厚。取后顶、右侧顶结节、阳陵泉、气海、关元（加 TDP）。

**十一诊至十五诊：**症渐减，晨起腰部发僵，活动后始解。察：第 5 腰椎棘突增厚。灸至阳、十七椎下的上方（棘突），隔姜灸各 6 壮；针阴交、关元、气穴、中注、三阴交。

**十六诊至十八诊：**背已不冷，小腹、肋拘急。隔姜灸：十七椎、命门、筋缩、关元俞。针刺同前，气穴、维道改带脉。关元加 TDP。

**十九诊至二十一诊：**腰痛、少腹症均好转，仅晨起腰胯有拘急感。取关元、维道、带脉，点委中。

**疗效：**共 21 诊，属临床痊愈。

---

**【医案解读】**

治疗初期，以为病机简单，认为是督脉、太阳、少阳的经筋错位，故取后顶、委中、阳陵泉。到三诊察督脉时发现腰椎棘突突出，韧带增厚较硬，提示病变比经筋错位更深，病久必有虚、有瘀滞（质变），阳气不能宣达，导致局部筋膜已增厚，故开始加局部腧穴，并加用灸法，温经散寒使局部的瘀滞化解开，让筋膜慢慢恢复，经过一段治疗后能摸出病变局部筋膜已变薄，而症状亦随之减轻。

与此例相似的腰痛，诊疗思路一般如此：先考虑为脊柱经筋与膀胱经筋错位，用后顶搓针法与其他相应的腧穴（按照经络诊察来选），让筋自然回位。如果针刺后顶或后顶结节一两次后症状未复发，说明错位的筋已回位。如果每次针完只当时缓解一段时间过后又如前，说明局部有筋膜增厚等变性，可先取后顶调理经筋让患者获得暂时缓解，治本亦需要取局部腧穴而加灸。选局部腧穴时要仔细循摸出有异常反应的局部穴，例如有结节、结络以及能摸出筋膜增厚的部位。

在此要指出，腰不能前屈的原因有两个：一个是腰痛不能弯腰，一个是小腹满（带脉瘀滞所致）不能屈腹。腰痛治疗一段时间后已能弯腰但小腹胀满。小腹拘紧不通有约束感，属带脉病，为另外一种疾病，与腰痛不是一个病变，取带脉、足少阴经、任脉的局部腧穴调整，加阴陵泉、太白以加强温阳化湿的作用，复加三阴交增强疗效（足三阴经皆通小腹）。

# 胸腹痛

## 案 101：付某，女，54 岁

**初诊**：2012 年 7 月 18 日。

**主诉**：胸痛、胸闷 3 日。

**症候**：患者 3 日前因腰椎间盘膨出于北京某医院约"电火花"治疗。做完后当夜 2 时即觉胸痛、胸闷，从睡梦中疼醒，伴气短。近 3 天来患者有胸闷痛，时轻时重，伴多汗。畏风，肩背部畏寒。大便黏而不爽。舌暗胖有齿痕，苔白黄腻。脉沉弦细。既往有颈椎病，腰椎间盘膨出病史 1 个月，气管炎 3 年。

**经络诊察**：手少阴经、手阳明经、足太阳经、督脉异常。

**辨经**：病在督脉。

**选经**：督脉。

**选穴**：后顶。

**疗效**：针后胸痛消失，属临床痊愈。

【医案解读】

3 天前由于腰椎间盘膨出，患者在某医院做电火花疗法。自述治疗后腰椎的症状缓解，但当日晚上出现胸痛、胸闷连续 3 日。通过经络诊察发现多条经脉皆异常，以督脉为主。

患者有颈椎病、腰椎间盘膨出等病史。用后顶搓针法之后，患者的胸闷、胸痛立刻消失。说明后顶不仅可治疗督脉经筋病，也能治疗内科症，或由督脉经筋病导致的伴随症状。

电火花治疗有可能影响了督脉的正常气机，导致了气机紊乱，影响了周围的气机运行，引起胸痛、胸闷。

### 案102：王某，男，16岁

**初诊：**2010年10月7日。

**主诉：**胸痛8年。

**症候：**阵发性胸痛如刺，呼吸困难，约10秒后可缓解。痛在左胸部。据述病起于8年前锁骨骨折之后。脊柱在第3胸椎往右侧凸，患者的姿势为左肩下坠、低于右肩。

**经络诊察：**左尺泽下3寸有结节、压痛，左尺泽下2寸有凹陷；手少阴经无异常（说明不是心脏病变）；左肺俞压痛。手太阴经、督脉、足太阳经异常。

**辨经：**病在督脉，属经筋病。

**选经：**督脉。

**选穴：**强间、身柱、神道、胸3椎夹脊穴。

**二诊：**唯10月21日胸痛过1次；腰背中痛，脉沉。取强间、身柱、神道、三椎夹脊穴。

**三诊：**针后未痛。穴同前。

**四诊：**胸痛已消失，腰椎酸。灸命门，针身柱、神道。

**疗效：**治疗3次后症已消失，再治疗1次巩固疗效。共4诊；属临床痊愈。

### 【医案解读】

此例展示切诊的重要性。从此例能看到，医师必须自己判断病因，不应完全相信患者的话。患者自以为胸痛由锁骨骨折所致，但通过仔细经络诊察发现胸椎侧凸，取相关有异常反应的督脉穴和夹脊穴后症状逐渐消失。

脊柱侧凸（半脱位）能导致胸痛，这一点整脊医师也认识到，其病机为脊柱与脊柱旁的肌腱韧带左右位移或脊柱两旁肌腱韧带的紧张度不平衡，亦常引起两肩不平衡。虽然整脊医师不知道"经络诊察"的概念，他们通过切诊操作也能摸出脊柱侧凸的具体位置进行治疗。针刺治疗则能让脊柱的肌腱韧带放松或让脊柱两旁的肌腱韧带达到平衡，使肌腱韧带自然回到正常位置，以使侧凸脊柱回位。

---

### 案 103：Z，女，54 岁，美国

**初诊：** 2011 年 4 月 2 日。

**主诉：** 右少腹疼痛 9 个月。

**症候：** 右少腹持续性疼痛，并放射至周围，偶有刺痛，影响睡眠。病已 9 个月，起于右卵巢摘除术后，服 1 个月的止痛药后未再服用；余可。2010 年 11 月检查诊为术中损伤神经所致。苔薄白，脉沉缓。2010 年 6 月右卵巢因囊肿被摘除；1994 年子宫摘除（子宫肌瘤 960 克）。

**经络诊察：** 太冲有结节、蠡沟压痛，足厥阴经异常。

**辨经：** 病在足厥阴经。

**选经：** 足厥阴经。

**选穴：** 右侧太冲、曲泉、中都。

针后患者述少腹疼痛减轻。

**二诊：** 少腹痛已明显减轻；穴同前。

**三诊：** 腹痛很轻，腹胀；三阴交有很强的异常反应。取右侧太冲、曲泉、三阴交。

**四诊：** 近 3 天来腹痛（刺痛）腹胀较前明显。取尺泽、阴陵泉、章门、太白、公孙。

**五诊：** 上诊数小时后疼痛略减。太冲有粗大结络，蠡沟压痛，曲泉异常。厥阴经异常。取右侧太冲、蠡沟、急脉。

**六诊：** 右少腹痛已不明显，仅有胀感，苔略腻。取右侧太冲、蠡沟、急脉、阴陵泉。

**疗效：** 患者因回国未继续治疗，但症候已明显好转。共 6 诊；属显效。

**【医案解读】**

如果单纯按照疾病的位置来考虑治疗，不使用经络诊察来选经取穴，很可能会取右少腹的局部腧穴，例如腹结、腹哀、归来等穴位，重点可能在足太阴脾经。但经络诊察显示，病在足厥阴肝经而不在足太阴脾经，故一诊、二诊单取肝经腧穴。到了三诊，腹痛已很轻，说明瘀血已明显改善，去中都。腹胀属湿气重，经络诊察发现三阴交明显异常，故治疗加三阴交。足三阴经皆经过小腹；三阴交为足三阴经交会穴，对小腹部有较强的影响。

三诊治疗后腹痛有3周时间未出现，但腹胀明显，体重亦增加7磅（约合3公斤）。腹胀而体重增加为水湿内停的现象，属"太阴气逆"，为太阴经气不足以化湿的病变，故四诊治疗取手足太阴经腧穴，加脾的募穴。

太白为足太阴经原穴，通过与三焦经的联系能温健脾脏，提高脾的利水化湿的功能。公孙为足太阴经络穴，能健脾理气化湿，治疗腹部胀满的作用较强。《灵枢·经脉》曰："足太阴之别，名曰公孙，去本节之后一寸，别走阳明；其别者，入络肠胃……虚则鼓胀，取之所别也。"另外，冲脉通小腹，有行气活血的功能；公孙又为冲脉交会穴，能祛小腹中（子宫与附件等）的瘀血。

合穴主气逆，尺泽、阴陵泉两个同名经合穴相配有协同作用，能调整太阴气机以化湿。常同取用于治疗与太阴气逆有关的病变，包括胸满、哮喘、咳嗽、腹胀、水肿、白带多、水湿积滞性的皮肤病、气滞或湿气引起的消化不良及经络疲劳或紊乱。

章门，脾的募穴，亦能治疗腹胀。如各脏的排除代谢物功能有障碍，会产生本脏堆积物停留的症状，此时可取募穴来加强代谢物排除功能。

到了五诊，患者述前诊后腹痛只减轻数小时，但腹胀已轻。经络诊察主要为足厥阴经异常，治疗取患侧足厥阴经的原穴、络穴以及局部腧穴和阿是穴（急脉）。六诊，腹痛已轻，仍有胀感；治疗穴同前，再加阴陵泉以治腹胀。

# 腿部疼痛

## 案 104：杜某，女，62 岁

初诊：2011 年 6 月 9 日。

主诉：双下肢酸困 4 天。

症候：从腰至下肢（少阳经）酸困疼痛，不能久坐久卧，经针灸、按摩未愈；既往无腰痛史，仅自感夜间受寒所致（夜间开窗受风寒）。苔薄白，少津。脉弦滑。

经络诊察：太阳经、少阴经异常。

辨经：风寒伤及太阳经。

选经：督脉、足太阳经、足少阳经。

选穴：后顶、跗阳、阳陵泉、至阴（放血）。

二诊：自述初诊当晚疼痛又作，翌日减缓。现症为左下肢疼困，苔白，脉沉。经络诊察发现左跗阳有压痛感。寒邪未除，瘀滞在足太阳经。左至阴放血 21 滴，针刺左顶结节和后顶，搓针时让患者活动左脚，再取阳陵泉、跗阳。

疗效：共 2 诊；属临床痊愈。

【医案解读】

患者无腰痛病史，病机为风寒侵入太阳，涉及太阳经筋和络脉。经络诊察发现太阳及其表里经少阴经异常。说明太阳经脉气血瘀滞，取井穴放血引阳通络，至阴放血色黑，至血清为止。亦提示太阳瘀滞。

二诊时左侧下肢酸困明显，治疗显效。右侧至阴开始放血时血挤不出，刺 4 次亦无血；之后在足太阳经的至阴穴的下部推挤能挤出血，血色黑，说明各条经都有许多络脉和孙络，而放血时瘀滞的地方必须取准才能够挤出血来。

后顶搓针治疗经筋病时一定要配合患病部位的活动，促使病变经筋疏通回位。后追访 2 个月未复发，属痊愈。

# 髋关节疼痛

## 案 105：廖某，女，30 岁

初诊：2010 年 6 月 17 日。

主诉：左髂前疼痛 20 天。

症候：左髂前筋痛（约髂嵴下 3 寸）20 天；5 月 30 号骑车摔倒后扭伤，经 X 线检查，无骨折。经服药治疗未愈。咳嗽、走路不引起疼痛。左侧卧疼。

经络诊察：左地五会压痛（按压可减轻左髂前疼痛），有涩块。

辨经：少阳经筋病。

选经：足少阳经。

选穴：地五会（左）。

**疗效**：针后疼痛立即消失。共 1 诊；属临床痊愈。

**【医案解读】**

患者因骑车摔倒而扭伤左下肢髂部，引起局部疼痛。X 线显示无骨折或骨节伤；走路和咳嗽不引起疼痛，但左侧卧时疼痛，属于骨膜和筋膜变位。经过经络诊察发现左地五会有涩块和压痛反应，按压时能减轻左髂前棘疼痛；病在少阳，辨经为足少阳经筋病。

患侧地五会部位发现既有较强的压痛反应又有有形的涩块，并对症状有改善作用。根据临床经验，治疗有些经筋病时，在相应的经络路线如能找到明显反应点就能在此反应点取穴，故取了左侧地五会。

按语：此例病程短，未伤及关节和骨，且未经不当的手法治疗，无第 2 次经筋的伤害。此前虽内服药物亦未伤及筋脉，故取得即时的痊愈效果。

## 膝关节疼痛

### 案 106：MA（美国），女，62 岁

**初诊**：2010 年 12 月 18 日。

**主诉**：左膝关节痛 3 年余。

**症候**：左膝关节痛，曾肿过，肿时发热、不红。过度活动后加重。诊为"左膝关节内侧半月板退化"。初来华，时差未倒过来，睡眠差，余正常。苔厚，有裂纹；脉滑。既往史：1999 年右肾因血管脂肪瘤做了摘除术，2004 年左肾肿瘤切除术，2010 年又做冻疗术。

经络诊察：足太阳经、足太阴经、足厥阴经异常。

辨经：病在足太阴经、太阳经、厥阴经。

选经：太阴经、太阳经。左足太阳经（束骨、京骨之间）有结块。

选穴：阴陵泉（左）、左膝内侧阿是穴（灸）。左足太阳经（束骨、京骨之间）有结块，用结筋法散之。

**二诊**：针后3天内膝痛消失，但运动后又痛，经络诊察发现束骨到京骨之间的结节已较前变软，针束骨、阴陵泉、膝阿是。

**三诊**：左膝疼痛未除，久行则加重。双足心有硬结，作痛。点委中，针左阴陵泉、双太溪，灸左膝内阿是穴（左血海）。

**四诊**：疼痛已减。点委中，针左阴陵泉，灸左血海。

**五诊**：左膝痛已不明显。针左内膝眼下阿是穴，加灸。

**六诊**：左膝痛已缓解，穴如前。

**疗效**：2011年3月26追访，膝痛已明显好转。共6诊；属显效。

【医案解读】

患者有肾病史，已摘除右肾，所以此病属于肾虚引起的慢性膝痛，故除多针局部阿是穴之外并加灸法。因膝痛在浅部，用灸时只需要轻度温热，取浅部的热透作用。

初诊经络诊察时发现左足太阳经输穴和原穴之间有个结块。在此部位用结筋法把局部组织液运行开，以散其结块。经筋病可在局部用按摩手法，把主诉的反应点作为治疗穴（腧穴本身既能反应疾病又能治疗疾病）。有时候，如使用手法散开结块、结节、结络、脆络等经络改变，相关的经筋病症能当时缓解或消失。

**案107：佟某，女，56岁**

**初诊**：2011年8月23日。

**主诉**：左膝关节内侧疼痛5年，加重1周。

**症候**：左膝关节内侧疼痛，近1周因扭伤加剧，起坐时疼痛，受凉则疼痛加重。诊为"双膝关节骨质增生"；X线报告显示左膝关节退变；内、外侧半月板后角撕裂可能性大；关节腔积液，髌上囊积液。5个月前曾扭伤左侧小趾。

经络诊察：太阳经、少阳经、厥阴经、太阴经异常。

辨经：属经过膝关节的经筋病。

选经：太阳经、少阳经、厥阴经、太阴经。

选穴：左侧络却（向下一针、向里一针）、委中、阳陵泉。

**二诊：**针刺当日下肢疼痛减轻，翌日又痛，昨日又因为上下自行车扭伤左膝关节，疼痛加剧，起坐时疼痛难忍欲哭。病在膝关节，大约在膝阳关（足少阳经）部位，用缪刺治疗；取右肘尖骨沟处（手少阳经），即左下肢外侧对应点（加灸15分钟）；针左侧曲泉、阳陵泉。

中药处方：独活 10g　寄生 15g　川牛膝 10g　防风 6g

僵蚕 6g　　全虫 3g　　狗脊 15g　　杜仲 10g

川断 10g　秦艽 15g　当归 10g　　（5剂）

**三诊：**前诊后症已明显缓解，起坐已不痛。左脚小趾经常不适，走路时感觉此部位发软，不给力，经络诊察发现左足通谷有个很明显的小结节；怀疑是否经筋问题，诊察双手小指，发现只在右小指（非腧穴，相当于足通谷的缪处）有明显压痛感，膝关节内侧有硬结络有酸痛。取左膝内廉阿是穴、阴陵泉、金门，局部血络放血，继服上方中药5剂。因来诊路程太远，病已获效，患者请求在家服中药。

**疗效：**共3诊；属显效。

【医案解读】

患者住在楼房6层，每天爬楼梯，过多劳损而病程久，导致膝关节有退变、疼痛。膝关节退变则容易扭伤。

经筋病多取经筋阿是穴或经筋起点穴。初诊取络却，对从头到腿整条经筋有治疗作用。从经筋解剖的角度来看，络却相当于足太阳经的"顶结节穴"。针刺络却时可向下平刺；或向督脉中线平刺，能联系太阳、督脉两条经筋，达到"异病同治"的效果。

二诊前，患者女儿述母亲不敢弯曲膝关节，因为伸直时疼痛难忍欲哭，因此走路困难、无法正常走楼梯、坐下后无法起坐。初诊疗效不明显。

二诊遂改变思路。"病在左取之右"此缪刺概念来自于《素问·缪刺论》，多应用于经筋病。在右侧大约天井穴部位有明显的压痛点，作为缪刺处，取之治疗；因膝关节着凉后疼痛加重，而且病程久必有虚，在缪刺处用灸不用针。再加与病经相表里的厥阴经合穴，因为阴经善于温补，适合用于寒证、虚证。治疗后膝关节活动已基本不痛，走路正常，心情愉快。处方为独活寄生汤加减；方中包含两味虫类药，以搜风利关节止痛。

三诊取膝关节局部经筋阿是穴，并在局部找出异常络脉放血。因患者5个月前扭伤左小趾（足太阳经）而小趾仍不适。察出右小指（左足通谷的对应处）有压痛感，本想针此部位，但用手揉后发现该处已不痛，而左足通谷处的小结节已消失，故免针该处或病处，决定只取左金门（足太阳经郄穴）。临床经常遇到在经络诊察过程中症状会缓解或消失的情况。

膝关节内侧的硬结络为关节面的异常肌腱；肌腱、韧带肿胀或位置改变时才能摸出来。膝关节腔有积液，故二诊、三诊取阴陵泉以利水化湿。

---

❦ · ❦

---

### 案 108：吴某，女，51 岁

**初诊：** 2012 年 11 月 29 日。

**主诉：** 左膝关节痛 3 个月。

**症候：** 左膝关节痛，伸腿困难。初发时膝肿，住某医院治疗，肿消疼痛仍在。上月曾做穿刺注玻璃酸钠症状缓解，3 天后又如故，诊为老年性半月板退化病变。患侧膝较凉。余正常。苔薄白，少津，脉弦。既往史：糖尿病仅控制饮食未服药；高血压史，药物可控制。

**经络诊察：** 足厥阴经、足太阴经异常。

**辨经：** 病在足厥阴、足太阴经筋。

**选经：** 左足厥阴经、左足太阴经。

**选穴：** 左侧中封（揉）、地机（揉）、曲泉（加揉、灸）、太白、太冲、阴陵泉（加灸）。

**二诊：** 前症明显好转。膝已可伸直。揉左侧阴陵泉（地机改为阴陵泉）、曲泉、中封。针左侧太白、太冲。

**疗效：** 治疗 1 次以后明显好转，再揲、针 1 次。1 个月后追访已基本痊愈。

**【医案解读】**

患者无明显诱因出现膝痛 3 个月，西医诊断为老年性半月板退化病变。患者体胖身重是致病的诱因之一。在当地某医院打过一次玻璃酸钠，因为认为无效未完成疗程。

察患侧腿时发现足太阴经与足厥阴经筋异常。"足太阴之筋，起于大指之端内侧，上结于内踝；其直者，结于膝内辅骨，上循阴股结于髀，聚于阴器……其病：足大指支，内踝痛，转筋痛，膝内辅骨痛，阴股引髀而痛……"（《灵枢·经筋》）"足厥阴之筋，起于大指之上，上结于内踝之前，上循胫，上结内辅骨之下，上循阴股，结阴器，络诸筋。其病：……内踝之前痛，内辅痛……"（《灵枢·经筋》）两条经筋皆循行于膝内侧部位。

让患者卧床再仔细察左膝内侧的部位，发现足厥阴经曲泉处较足太阴经筋异常，故先选厥阴经筋。重新循推足厥阴经，发现中封穴异常，患者自述此穴亦酸痛。用揲法揲至出痧，患者伸膝较前进步，但患者自述膝下足太阴经部位仍有不适感。仔细循推足太阴经时，发现地机紧张度增高，再用揲法揲至出痧。揲完后腿痛、伸腿困难又进一步减轻了，但是患者说不适感又移动至曲泉部。曲泉有异常反应，再用揲法至出痧。三个穴揲完后伸腿即时有明显好转。

为了调节经筋的气血瘀滞，使代谢物的积滞排除，针刺太阴经和厥阴经的合穴，阴陵泉和曲泉，可调理本经的气机。另外，由于患侧膝比健侧凉属虚象，故针刺患侧足太阴经和足厥阴经的原穴太白和太冲，为本经温阳益气，也加灸阴陵泉、曲泉各 15 分钟。属原合配穴法，合穴调理本经的气机，原穴温补本经；用合穴调理气机也能使原气比较快速地流动于本经。

二诊患者自述明显好转，膝可伸直。揲中封、曲泉、阴陵泉。由于地机的异常已减轻，而阴陵泉有明显异常，故改揲阴陵泉。左膝凉感减轻，其他症皆减轻，只针太冲、太白。

**案 109：宗某，男，78 岁**

**初诊：** 2012 年 8 月 29 日。

**主诉：** 右小腿膝酸痛麻木 2 个月余。

**症候：** 右小腿内侧酸麻疼痛，行走困难，曾有受凉史。平时劳累后腰酸膝软。膝关节拍片：退化性膝关节病。曾接受中草药、针灸治疗，疗效不显。舌胖有齿痕，舌质淡，苔白腻，脉弦滑。既往史：高血压，脑梗死后遗症，糖尿病。

**经络诊察：** 足太阴经、足少阴经（照海）、足厥阴经、足太阴经异常。

**辨经：** 病在足少阴经筋、足厥阴经筋。

**选经：** 足少阴经筋、足厥阴经筋、足太阳经筋。

**选穴：** 右侧顶结节、曲泉、太溪、照海。

**二诊，** 针后好转 3 天，第 4 天复发。麻木、疼痛有好转，小腿膝疼减轻，麻木下移。腰臀酸疼。舌淡胖，有齿痕，苔薄白。脉弦细而滑。项痛、头晕。腰椎膨出（具体不详）。后顶（2 针，伴踹右腿），右侧阴谷、太溪、天柱。

**疗效：** 治疗 2 次后明显缓解。属显效。

**【医案解读】**

　　患者右小腿痛、麻木两个月，伴有腰酸。西医诊为退化性膝关节病。经络诊察发现足少阴经、足厥阴经异常，属经筋病。先取顶结节，其穴基本位于太阳经络郄穴，能治太阳经筋病，如膝痛、腰痛。先察双侧顶结节，发现其右顶结节异常。针刺时，使用搓针法，令患者配合蹬踹右腿活动。

　　膝痛以少阴经筋为主。顶结节基本位于太阳经，其经与少阴经相表里，并且足少阴经筋循行于头后部与太阳经筋联系："足少阴之筋……循脊内挟膂，上至项，结于枕骨，与足太阳之筋合。"

　　足少阴经筋也循行于小腿膝部，能用来治疗膝痛："足少阴之筋，起于小指之下，并足太阴之筋，邪（斜）走内踝之下，结于踵，与太阳之筋合，而上结于内辅之下，并太阴之筋而上……其病：足下转筋，及所过而结者皆痛及转筋……"（《灵枢·经筋》）

　　察经络时发现照海异常。由于属经筋病可针刺异常反应腧穴，但照海也通阴跷脉，能调节阴经经筋的协调动作，包括此患者的行走不稳等症。

患者年纪大，膝受凉亦有腰酸，而且足少阴经异常，提示肾阳虚，故取太溪，为温阳益肾。

经络诊察也发现足厥阴经在曲泉异常，因此取此穴。曲泉位于膝内侧，可调节膝痛。

二诊，症有好转，但除了膝腿酸痛、麻木以外，患者强调另一种症状——腰臀酸痛，有腰椎膨出史，提示与督脉有关。因此取后顶用搓针法，疏通督脉的经筋，针向下沿着督脉，搓针配合活动以后，再察后顶穴双侧，发现右侧有异常（患者也自述右侧酸），故在后顶再进一根针沿着人字缝向右斜下的方向。搓针时配合端右腿。项强伴头晕的症状则加右天柱，调节头部的血液供应。

膝痛虽属经筋病，也有肾阳虚的表现（受凉，患者岁数大），故用原合配穴，取太溪和阴谷。太溪对本经温阳益气，《针灸聚英》记载太溪可治"手足寒至节"。阴谷调理本经的气机，使原气流动较快，可散膝寒，《针灸大成》也记载阴谷"主膝痛如锥，不得屈伸"。

针刺后患者的膝痛明显好转。后顶或顶结节不仅能治疗项背腰痛，亦可治疗膝痛。膝痛的定位非常重要，通过经络诊察能更准确地找到异常的经络，以此指导治疗方案，可取得更好的疗效。

## 案110：王某，女，58岁

**初诊**：2012年5月23日。

**主诉**：双侧膝疼3个月。

**症候**：上下楼时双膝外侧疼痛，走平路不疼，余未见异常。

**经络诊察**：髌骨上缘的外侧软组织结构异常。

**辨经**：病在筋。

**选穴**：膝阿是。

**疗效**：治疗3次之后痊愈。

**【医案解读】**

患者在上下楼时双膝痛，属经筋病。循摸膝外侧，发现髌骨上缘的外侧缘有异常。针刺此处，使泻法点刺，同时患者伸屈腿，伸腿时发现膝内侧不适。再仔细摸膝内侧，发现曲泉前膝盖内侧缘异常。针刺沿着异常的筋，得气之后留针。虽患者自述右膝盖内外侧缘不适，察的时候仅于膝内侧发现肌腱错位，属筋节处。

二诊，也在双膝仔细寻找筋的异常变化，针刺左膝外侧阿是穴，右膝内侧阿是穴。针刺以医生的手下感觉为主，沿着异常筋方向针刺在错位之处，要求得气。

### 案111：杨某，女，72岁

**初诊：** 2008年8月23日。

**主诉：** 双膝关节疼痛多年，加重半年。

**症候：** 双膝关节疼痛，不能远行，走200~300米即不能行，上下楼梯尤感困难，曾在某医院诊治，诊为：老年性骨关节病，建议手术治疗，患者遂来求治。

**经络诊察：** 双侧足少阳经异常，右侧尤为明显；双侧膝关节处有明显压痛。

**辨经：** 病在筋。

**选穴：** 双膝关节阿是穴，内外膝眼各一阿是穴，阳陵泉（右）。

以上阿是穴随时调整进针处。治疗10次。

**疗效：** 双膝关节疼痛基本消失，可连续行走500～1000米，上下楼亦无明显疼痛。属显效，患者放弃手术治疗。

**【医案解读】**

患者年老，为半月板退化性病变，西医骨科建议做手术。当时患者也有其他较复杂的病症，如腰痛、头昏、眩晕、心悸怔忡、鼻翼痒等，膝痛为其中一个症状。膝痛不能久行为主症。治疗以膝外侧阿是穴为主，针刺沿着局部异常肌腱的走行方向。患者不连续的治疗两个月，每次针完后症状均减轻。有一次在膝部浮络的瘀血处放血，有明显好转。再治疗1个月，几乎1周1次，以膝阿是穴为主，有明显好转。之后患者偶又出现膝痛，针1次可缓解，经过两个月的巩固治疗，患者的膝痛基本消除而且稳定，患者不再考虑做膝关节手术。

放血的时候要找最明显、突出的浮络。出现瘀血时会闭阻、堵塞、压迫周围的组织，影响周围组织液的流动使代谢物堆积，导致浮络色紫。针刺时深度的掌握很重要，针刺太浅扎不到浮络，扎得太深血往里走。放血之后能排出代谢堆积物，使营养物流入损伤部，滋润筋骨，局部组织液循环正常，膝痛可缓解。

---

### 案112：高某，女，26岁

**初诊：**2012年7月24日。

**主诉：**左膝痛1天，无明显外伤史。

**症候：**左膝内痛，不活动时不痛，行走时痛。

**经络诊察：**先循推膝内侧，局部发现异常感。

**辨经：**属经筋病，病在膝关节。

**选穴：**膝内阿是穴（揲）。

**疗效：**治疗1次之后痊愈。1周以后追访患者述膝痛已消失。

**【医案解读】**

此例为经筋病，使用膝内阿是穴揲法，先循推膝内侧，找膝内最异常的筋腱，医生指下摸到异常的地方患者有酸痛感。发现在曲泉前缘，大概在左膝内的缝匠肌、髌韧带内侧有异常。在此使用揲法，一直到出痧。同时在此处下1寸左右也发现异常反应，再用揲法至出痧。揲完后膝痛已消失。

**案113：文某，女，75 岁**

初诊：2012 年 8 月 8 日。

主诉：右膝关节疼痛 3 周。

症候：右侧肢体活动不利，右上肢抬举困难，双膝关节疼痛，右侧为重。舌暗红，苔薄白，脉沉。头 MRI（2012 年 6 月 13 日，北医三院）：左额叶侧脑室旁、左侧基底节区新发脑梗。既往有冠状动脉粥样硬化性心脏病、高血压病、高脂血症、双膝退行性骨关节病、精神分裂症、右手粉碎性骨折病史。

经络诊察：足阳明胃经、足少阴经、足厥阴经、足少阳经、足太阳经。

辨经：病在太阴经。

选经：太阴经。

选穴：右膝内侧辅骨筋结处（揲）、左尺泽筋结处（弹拨）。

**疗效**：1 次治疗，属好转。

**【医案解读】**

患者在某医院治疗脑梗死恢复期，由于两周以前右膝扭伤求治，以治疗右膝内侧痛为主。先用拇指腹循推、寻找膝内侧异常反应，一边摸一边问患者循按的部位是否疼。发现于右足太阴经阴陵泉处最疼，于右膝内的缝匠肌、髌韧带内侧手下有明显异常反应，在此使揲法至出痧。出痧后让患者伸腿。患者自述疼痛减轻，然后请患者走几步，自述有好转，但仍有一点不适。

患者坐下以后，在左手太阴经尺泽处有疼痛感，属同名经对应穴，弹拨左尺泽，同时让患者踹右腿，可帮助错位的经筋复位。为对应取穴法，属《内经》说的缪刺法。患者是右膝关节，相当于足太阴经筋的部位异常，在她左侧手太阴经的对应取穴亦找到异常反应。注意同名经对应取穴法有一个条件，急性期效果较好，慢性期效果较差。

# 诊后絮语
## 头痛总结

本章所录 7 例头痛，用的治疗方法不同，属同病异治。治病时选经和选穴，都依赖经络诊察的结果进行辨经、选经、选穴。案75病表现在足太阳经、足少阳经；病因在厥阴经、足太阴经。病变累及多条经脉，而且出现严重的经络功能紊乱，主要是灸神阙以益元气，恢复经络功能为治疗提供条件，继而调整经脉获得良效。

案76、案77都属于太阳经头痛，但治疗方法有所不同。案76的疼痛剧烈，为寒凝血瘀，因此以散寒止痛为目的而取郄穴。

案77虽然病在太阳经，但一开始治疗阳明经和少阳经。阳明经调理以后，太阳经头痛也会减轻。开始以手足三里和中脘调理阳明经为主穴。阳明经的功能恢复了以后改为调理太阳经。

案78到81都表现为少阳经头痛，但是性质和治疗方法都不同。

案78为厥阴经异常，偏头痛遇寒则加重，是由于血瘀寒凝，因此选厥阴经的合穴曲泽、曲泉，疏通本经的气机，亦能散寒通络。

案79较复杂，患者偏头痛发作的时候属少阳经异常，相火上亢，有目赤、口苦、口干，偏头痛等症状，则取外关、足临泣清泄少阳经。

案80也属厥阴经异常的偏头痛，但因血虚风动头痛，睡午觉以后发作伴有恶心呕吐。选同名经原络配穴法（大陵、内关、太冲、蠡沟），既可补气又能布散原气于本经的络脉。同时加关元、三阴交，补气养血。

案81有额部闷痛，属阳明经头痛，亦牵连到少阳经。由于阳明经气不降，太阴经清气不升。取中脘、建里、丰隆、囟会为主穴，为健脾、化痰。阳明经气一降，少阳经也自然疏解。

以上的病例仅为个例而已，不能表示所有的头痛只选厥阴经、少阳经、阳明经或太阳经的腧穴来治疗。多条经络都可导致头痛。通过以上病例，可举一反三。随经络诊察的结果，结合症候结构分析，来辨经、选经、选穴。选穴时，可取原穴、络穴、合穴、郄穴、局部穴等。

治疗头痛时不能忽略每条经的表里关系。一般把头痛部位分为头双侧属少阳经，枕部属太阳经，额部属阳明经，头顶属太阳和厥阴经。头沉重属太阴经，双侧头痛亦与厥阴经相关，头枕部亦可与少阴经有关。

按语：头痛是临床常见病症，报刊中常有治疗头痛的秘方、特效穴、"绝招"，这就违反了中医理论。本组医案说明头痛不可能是单一方药，单一穴组就能"全包"治疗的。希望同仁牢记此理，切勿盲从！

# 关于上古俞跗特殊治疗手法的讨论

《史记·扁鹊仓公列传》中记载俞跗"乃割皮解肌，决脉结筋……"一段文字很可能是在描述各种手法的具体操作。笔者经过多年临床实践的反复探索与思考，总结出一些颇有疗效的治疗方法。

## 1. 割皮法

"割"字为"捏"或"分开"的意思，即把皮肤和皮下的结缔组织分开以使该经络气血畅通，并非用刀截断。具体操作为用拇指（末节指骨段）和食指（中节指骨段）捏着皮肤迅速地往上提，一提就放松两手指以放开皮肤。在与病变有关的腧穴或经络段使用该手法会出现一些痧，其颜色亦有诊断的作用。割皮之法是将较浅层次的经络瘀滞疏通开，使经络气血顺畅而起到治疗作用。

## 2. 撲法

撲法操作的要点是把皮下的脂肪层（包括脂肪、结缔组织或肌腱筋膜等）分离，使缝隙加大，气血运行加快，改善局部的营养供应，也能把堆积物代谢出去。撲法是笔者在临床经常使用的一种治疗手法，在解决膝关节的扭伤或者退化性病变，筋节发生障碍时有重要作用。对老年骨关节病主要用撲法，如有扭伤可适当加结筋的方法。

最初在治疗膝关节疼痛病症时，选用局部腧穴效果不是太理想。后来在经络诊察时发现关节缝能出现异常。而且可以摸到关节缝隙里边的筋有位置的改变，能摸出来小的细筋的变异。笔者尝试直接在此处针刺，效果非常好。近年来，笔者在临床实践中不断挖掘整理俞跗的手法，就用撲法和结筋的方法来治疗，做完以后当时能即能缓解，而且有一些病人做完一次以后就不再发作。此外笔者还将这些手法运用于伤科以外的病症，在临床看病时经常能看到撲某腧穴后患者症状立即减轻或消失，例如在督脉上的至阳、灵台、神道有异常反应的部位做撲法能立刻缓解胸闷、心慌等症状。

## 3. 结筋法

结筋法就是在撲法的同时也把变形和位移的经筋解开。具体操作是在肌肉起止点（肌腱部位）重按有筋膜粘连或有结块、结节、结络、脆络的部位，在深层组织来回捏提，使粘连或有形状的结络改变散开，以便于让组织液灌通本经络。有的时候撲完以后要拉一下，使筋回位。

#### 4. 解肌法

与结筋法不同，解肌的部位不是在筋腱附着点处，而是在肌肉的肌腹部位，将变异粘连的肌纤维分离开，使肌纤维之间的组织液通行，濡润肌肉组织，使僵硬变性的肌肉恢复弹性与张力。

#### 5. 决脉法

决脉法是在审视发现络脉异常之后，在络脉瘀堵的部位进行放血的方法。可以使络脉气血运行顺畅而获得显著治疗效果。如曾经治疗一腰腿疼痛的患者，腰痛病症好转之后，唯遗留腿痛一症，审察腿部脉络发现委中下有紫色脉络浮现，在此放血，出黑血数滴即愈。

以上方法对治疗很多经筋病很有效。正确使用这些方法的关键在于经络诊察要仔细，对经脉各个层次结构的观察和循摸要专心细致，能够准确检查出筋脉络脉的异常。治疗之后让患者同时进行运动，可帮助经筋复位。

按语：《史记》中关于俞跗的描述，后人大多认为只是关于史前人对手术、解剖术的科幻、想象。实际上是不存在的。根据司马迁的治学态度，他所引述的传说也都是有历史依据的，从这段非常专业的文字表述看，一般民间传说不可能达到如此水平，因此判定这是远古时代的医学诊断治疗技术，但是具体操作方法可能失传了，只留下了这段文字，被司马迁保留下来。我们的责任是把这一理论方法进行破解、验证，并应用起来为现代人服务。

# 关于疼痛症的讨论

因为大部分的疼痛症临床上涉及经筋病，本章重点讨论经筋与疼痛证的关系。关于疼痛症的其他病因病机，多数古今文献都有描述。

#### 1. 关于经筋的认识

《灵枢经校释》明确地描述经筋的循行："它起于四肢末端的爪甲，结于关节，上于颈项，终于头面，而不与内脏相联。""位于人体表浅筋肉间。"

除了中冲与涌泉外，经筋的起点皆位于本经的井穴。从解剖结构来看，大多数的井穴正好位于四肢末端爪甲处，此处为肌腱的起始点。虽然足少阴经筋的起点不是本经脉的井穴，但它"起于小指之下"（《灵枢经校释》），也相当于经筋的起点。

### 2. "神经"属于"筋"的一种

西医所谓的"神经痛"，例如肋间神经痛，也属于经筋病的范围，因为中医古代时没有"神经"的概念或术语，中医里的"筋"概念是与运动有关的白色的组织，即包括神经纤维。

最近笔者左阳陵泉部位有神经痛，呈突然性剧烈抽痛，像触电似的，疼时无法走路，局部针刺不缓解，服消炎痛才暂时消失。曾发作过三四次，针刺治疗均无效。几天前由于夜里受凉又发作，身边未带消炎痛，便想起用同名经对应取穴法，找右肘附近的阿是穴，在太阳经与少阳经之间找到反应点用拇指做弹拨法，疼痛立即消失，再也不发作了。那么为什么这次想起来用同名经对应取穴法呢？一周前在护国寺中医医院看门诊时，有一个患者左腿疼，大约在阴陵泉的部位，站起来后因为疼痛剧烈不能走路。在他的右侧尺泽部位找出阿是穴，做了弹拨后疼痛消失。所以，笔者以为神经痛亦属于经筋病的范围。读者要注意，采用同名经对应取穴法时，如果未发现任何反应，就不必在该部位进行治疗，因为不会取得疗效。

### 3. 经筋病的诊断与治疗

经筋病变引起的疼痛与其他原因引起的疼痛如何区分呢？经筋病最重要的特征是疼痛出现于活动的不同状态，即经筋的位置发生移动或牵拉、收缩时则疼痛。如不运动也疼，则是肌肉的问题或筋有痈疖（化脓）。如不动时疼而活动后减轻也说明是经筋的问题。

同名经对应取穴法（缪刺的一种）为治疗经筋病的一个常用方法。肌腱或韧带如出现错位(出槽)而病程短，可考虑用此方法。一般来说，疼痛的时间越短，用此方法越有效，例如一两天之内。3个月以下的疼痛，最多6个月的疼痛采用此方法应有效。注意，准确的缪处有时候不在正经循行路线上，可能在络脉或筋脉上，只要找准解剖相对应而有反应的点即可。

如果经筋病的病程较长，超过3个月，或同名经对应部位未找出反应点，可在局部仔细地寻找病变肌腱、韧带、筋膜（如组织增厚或移位或酸痛剧烈），在病变组织旁边的最酸痛的、最大的缝隙针刺，如局部发凉可加灸。

另外一个治疗经筋病的方法为在变动经筋的起点（即相关筋的附着点），根据不同的情况选用适当的疗法，例如用指甲按压(疏通经筋、引阳通络)，针刺，用灸，或放血。除了大多数的井穴以外，后顶（以及类似的顶结节、额结节）为一个典型的经筋的附着点的例子，能舒筋活络止痛。

### 4. 疼痛症也涉及络脉

络脉多走横向，到达经脉达不到的细小部位，它有病时，病位一般多在局部。所谓"久病入络"的说法可适用于解释慢性疼痛症的病理。急性疼痛如果时间久，或治疗不当，能传到络脉，即络脉会有瘀滞。《黄帝内经》里讨论过，缪刺也能用于治疗涉及络脉的疼痛症。

《素问·缪刺论》曰："夫邪客大络者，左注右，右注左，上下左右与经相干，而布于四末，其气无常处，不入于经俞，命曰缪刺。"这指邪气入里的时候，有时候会从左侧传到右侧，或从右侧传到左侧。不过要注意，临床上不应该随便使用缪刺，只有缪处有反应时用缪刺才能获得疗效。

《素问校释·缪刺论》又解释："凡是各经有病的，应当刺其经，如果经脉所过之处不病，而病在络脉部位的，就应当用缪刺法。"另，"络病者，其痛与经脉缪处，故命曰缪刺"，此意为"谓经脉之痛，深而在里，络脉之痛，支而横居"。经脉之痛用巨刺（刺大经），络脉之痛用缪刺（刺大络），皆采用左病取右、右病取左的刺法。有趣的是，此篇中有一个用缪刺的例子（《素问校释》第2版646页）为"邪客于手少阳之络……臂外廉痛，手不及头，刺手小指次指爪甲上，去端如韭叶各一痏，壮者立已，老者有顷已。左取右，右取左，此新病数日已。"虽然此治疗方法是针对络病的，但它与描述的对经筋病治疗的方法之一相同。

从以上的《素问》引用可见，经筋病与络病有交叉的概念，病症互相影响。除了缪刺的例子外，用针灸刺激井穴既能影响经筋（大部分的井穴为筋的附着点，即经筋的起点），又能影响络脉。井穴放血适于实证（血瘀凝滞）引起的经筋病，能祛瘀活血络。灸井穴较适于虚证所致的经筋病，能引阳通络。不管从哪个概念来看，刺激井穴有止痛的效果。

血瘀凝滞性的腰痛、膝关节痛等，常在腰部、委中处或膝关节内外侧能找出异常络脉。所谓"异常络脉"指部位很浅很明显，形状一般细小，颜色或鲜红，或紫，或黑。这种"异常络脉"可用三棱针来放血，疏通血络止痛的效果很好。此方法在身体上任何有异常络脉的部位皆能使用。

## 后顶搓针法

后顶穴是笔者发现总结出的一个特殊头部腧穴。常用于治疗有关脊柱或与脊柱相关之皮、肉、脉、筋、骨病症的腧穴。

关于后顶的主治，古书记载的比较少："头项强急，恶风寒，风眩，目䀮䀮，额颅上痛，历节汗出，狂走癫疾，不卧，痫发瘛疭，头偏痛。"（《针灸大成》）"后顶疗目不明，恶风寒，头目眩痛。""后顶、外丘治颈项痛，恶风寒。"（《针灸资生经》）

根据临床实践案例，后顶有宣通督脉，行气通阳的功能。督脉及两旁的皮、肉、脉、筋、骨发生错位或结构变化时，后顶穴能使项背、腰骶部的皮、肉、脉、筋、骨松弛和复位。它的作用很广，能治疗颈、项、背、经脉、经筋病症，如椎间盘突出，落枕，颈椎病，脊柱筋脉病，颈、背、胸的运动障碍，腰肌劳损，脊柱错位等。

### 1. 后顶位置和针刺操作方法

先请病人坐下，使两腿与肩同宽。从枕骨粗隆往上推至上缘即为脑户，再向上约 1.5 寸处第一凹陷（骨缝）是强间，再向上推约 1.5 寸处凹陷（骨缝）即是后顶，位于人字缝起点。为了确认后顶的部位亦可找人字缝的骨缝，沿着人字缝向上循行找后顶的凹陷。所有的腧穴必须仔细循摸，找后顶时从枕骨粗隆往上循摸，用心去感觉后顶的凹陷处。如果穴位找的准确，进针应该不疼。使用 1 寸半的针，从后顶往下平刺进针 1 寸左右。用一手的大拇指压在针上，手往下按，让皮肤自然往上复位；另一手拇食二指捏紧针柄。反复搓针的同时，医生应要求患者渐次做以下动作：直腰；挺胸；头向上顶；若脊柱的周围肌肉、韧带、肌腱有错位，让患者深吸一口气，然后咳嗽或呼气。根据病情有时要求患者留针 4~8 小时。

这种搓针法是笔者偶然想起的手法。过去笔者在头部针刺时常得气不足，

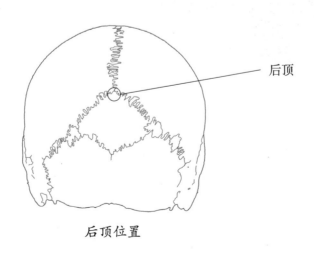

后顶位置

因而效果不理想。有一天笔者联想到产生静电的方法，认为在头部穴位做类似的摩擦或有可能产生电流，有得气感。后来笔者采用在头部扎针时使用搓针手法，发现效果明显提高。

### 2. 使用后顶穴之简略思路

对于急性扭伤，针后顶穴多有即时明显效果，因为它能使皮、肉、脉、筋、骨恢复原位。先观察搓后顶的效果，如效果不明显，再搓针一两次，采取辅助动作或透向其他腧穴以提高疗效。如督脉和太阳或少阳经也有运动障碍或疼痛感等异常表现，可以在后顶穴再加针。在后顶穴往不适的那一侧下斜透一针，沿着人字缝（往太阳经透针）。如两侧异常，则可从两侧都斜着透针，沿着人字缝。

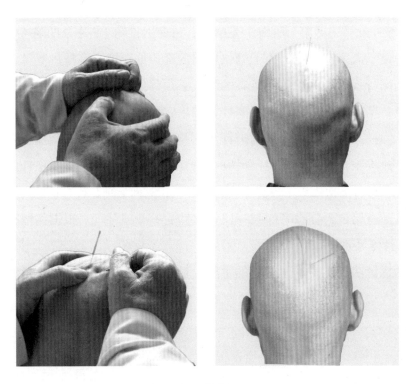

后顶针刺

针刺后可配合辅助动作，如患者伴有肩部不适，搓针时让患者旋转病侧肩关节。若患者髋关节疼不适，搓针的同时让患者屈伸病患关节。这两种辅助运动方法能使扭转或位移的筋脉恢复原位。若腰椎有病（腰椎间盘突出，扭伤等），搓针的同时医生要用自己的膝盖顶压病变的腰椎。若颈部仍疼痛、僵硬或有活动障碍，医生可考虑加上天柱或风池穴。

在选穴配穴时要先仔细察经络，确定异常经络，然后仔细循按颈部经络，找出异常反应，是硬、酸还是痛的感觉。后溪是八脉交会穴通督脉；阳谷是经穴，以行通为主；腕骨是原穴，以补为主。都是配合后顶宣通督脉，行气通阳的常用配穴；若患者有虚象或是慢性病，也可考虑用与太阳经有关的原穴，可单独针腕骨或京骨，或同时针此两个原穴，或悬灸；若经络诊察时发现手太阳经的后溪、腕骨或阳谷异常，由于属经筋病，需要针反应最明显的腧穴，如最酸痛、最硬、结节或结络最大的；若患者伴有手麻或脚麻，阳气不通者可在异常经络的井穴放几滴血为引阳通络；阳虚者加灸法。若病因是受寒，可以加灸法。如有太阳经颈部运动障碍，可加灸大椎。

后顶搓针法不是一个万能穴。不是所有的颈背部的病变都能用后顶搓针法治好。像颈椎错位，椎管狭窄的慢性病使用后顶搓针法只能缓解一时，不能治本。对脊柱侧凸的病人使用后顶搓针法脊柱也不会直起来，还是会有弯曲，只能缓解临床症状。孕妇，颈椎、胸椎、腰椎手术后患者禁用。

按语：后顶穴能否有效、掌握好针刺的深度很重要，应在筋骨之间。

# 以摸为准，认识腧穴移位的现象

一次，有个学生右上牙龈肿、压痛，已1周余。他当时想在右厉兑放血，因为上牙龈痛常属足阳明经的病变。当他正准备针刺足阳明经井穴时，笔者制止了他。笔者按压了他右侧厉兑未发现酸疼的反应，所以继续沿经往上推，在内庭或陷谷也未发现有酸疼感觉。然后，又返回推到了内庭和陷谷之间的位置，发现此部位有剧酸，又能改善牙龈疼痛。因此笔者在此"阿是穴"进针得气后进行提插捻转，并弹和用指甲刮动了针柄，同时让学生用舌头按揉牙龈疼痛部位，此时仍继续行针，1分钟之内，牙龈疼痛已明显减轻（减少了80%）。翌日疼痛已消失。

从此可见，要准确找取腧穴的位置，医生必须循摸出反应最强的部位，按压的部位应出现以下感觉：

1. 有缝隙、塌陷；

2. 有气感（医生能感觉到气所在）；

3. 患者能感到或酸或麻或痛等异常感觉。

以上感觉出现的同时，医生手感与病人的感觉一致则最好。

笔者对腧穴的定位常与书上所写不同，在每个人身上也会发生变动。多种因素能引起腧穴移动，医生只有通过循摸才能确定腧穴的位置，否则针刺无效。

引起腧穴移位有两种原因：①可能是先天现象，会出现在双侧腧穴，以循摸确认；②病理引起的异常。例如，地震能使码头毁灭，但过后一个新码头会出现在旧码头附近；人体经络的损伤也同样能使一个腧穴移到旁边的位置。

常有人误把位置变异的腧穴当成新的腧穴，例如一些针灸学派具有很多"新发现"的穴位，实际上有些"经外穴"很可能是被移动的经穴。

因为腧穴位置经常发生移位，取穴时医生必须用自己的手指去摸、去感觉，寻找适当的缝隙，而不能完全依靠病人的酸痛感为确认腧穴位置的依据。

# 暴聋

## 案114：董某，女，27岁

**初诊：** 2010年5月20日。

**主诉：** 右耳中发堵13天。

**症候：** 右耳突发性耳聋，伴耳鸣，由感冒引起（未发热，鼻流脓涕，有脓块，感冒好了1周后出现耳聋）。经高压氧、注射川芎嗪好转。CT未查到异常。现症为右耳发堵，右额胀拘紧，右面发热，面赤，口干口苦，急躁，大便不爽。睡眠、血压可。苔白厚，少津，脉滑而沉。另，需要雌孕激素和黄体酮才能行经，但经期过长，伴有小腹发凉，在吃中药治疗。有多囊卵巢病史。近2年有肥胖症。

**经络诊察：** 左内关有结络；双侧手三里有结节、压痛；左支沟、四渎有结节、压痛；右大陵发涩；右公孙发涩，右公孙结节，右三阴交压痛（妇科病）；右行间~太冲有结块（妇科病）；地五会~侠溪异常。少阳经、手阳明经、厥阴经、足太阴经异常。

**辨经：** 病在少阳经、太阳经，兼有阳明经热。

**选经：** 少阳经、太阳经、手阳明经。

**选穴：** 右侧外关、足临泣、风池。

进针后让患者自己塞住左耳，发现右耳已能听见。

**二诊：** 穴同前，加关冲放血，起针后耳堵、面热已消失。

**三诊：** 阵发性鼻及面颊部热；耳塞减，仍有发作。大便已畅，口苦略减，苔白厚，脉沉。泻阳明，清少阳；商阳放血，针风池、右侧外关、足临泣、地五会。

**四诊：** 昨日耳塞又发，面热未出现。少阳经异常。取右侧风池、翳风、地五会、液门透中渚、耳尖（放血）。

**五诊：** 右耳时堵时缓，上午重，下午轻，晨起尤重（阳气不升）。手足心热，汗少，面热仍在，口干。病在少阳经、太阳经。点刺大椎，针风池、翳风，右侧外关、足临泣、支沟、阳辅。

中药处方：夏枯草10g　蝉蜕6g　连翘10g　生石膏20g

　　　　　黄芩9g　　栀子6g　桑叶6g　菊花6g　（5剂）

**六诊：** 耳堵感缓解，口苦亦减，汗出已正常。苔白厚。点刺大椎，针右侧风池、外关、支沟。

中药处方：蝉蜕 6g　　连翘 10g　　泽泻 10g　　炒白术 10g

茯苓 10g　　赤小豆 30g　瞿麦 10g　　车前子 6g

猪苓 10g　　陈皮 6g　　麻黄 3g　　（2剂）

**七诊至九诊：**症减，头痛，听力下降，据其云内耳中积水。取阴陵泉、复溜、外关、支沟、阳池、三阴交、足临泣。

**十诊：**右侧头痛发作，胀痛，鼻热，呼气亦热，脉沉。少阳经异常。关冲放血，针右侧阳池、支沟、阳辅、颔厌、解溪。

中药处方：蝉蜕 6g　　　　连翘 10g　　泽泻 10g　　炒白术 10g

茯苓 10g　　　　赤小豆 30g　瞿麦 10g　　车前子 10g

猪苓 10g　　　　陈皮 6g　　麻黄 4g　　黄芩 6g

生石膏 30g<sup>（先煎）</sup>　白茅根 15g　（10剂）

**十一诊：**昨日右耳发堵（白天重，晚上轻），眩晕，恶心，苔白黄，少津。口干，面鼻发热。阳明痰热郁于内，少阳失疏。清阳明，疏解少阳。四神聪（治眩晕）、外关、足临泣、厉兑、少商、风池。

**十二诊：**仍头晕，昨晚开始有面肿（非凹陷性），耳堵已不明显，右鼻孔热，口干。取水沟、前顶、右侧风池、外关、足临泣、复溜。

**十三诊：**头晕，心下痞，上逆，右侧鼻孔热，左侧时麻。取水沟、前顶、风池、外关、足临泣、手足三里、上脘。

**十四诊：**症渐平，唯近日受暑，咽痛，苔白、中间黄，少津。点刺大椎（解暑），针水沟、前顶、风池、外关、足临泣，商阳放血。

中药处方：蝉蜕 6g　　　　连翘 10g　　泽泻 10g　　炒白术 10g

茯苓 10g　　　　赤小豆 30g　瞿麦 10g　　车前子 10g

猪苓 10g　　　　陈皮 6g　　麻黄 4g　　黄芩 6g

生石膏 30g<sup>（先煎）</sup>　白茅根 20g　（10剂）

**十五诊：**上眼胞晨肿，耳时堵。灸神阙，针右侧外关、足临泣、风池、翳风、听会。

**十六诊：**晨起和晚上8点后耳中发堵，易倦，右侧不出汗，白带多、色淡，大便不通，胃部隔天隐疼，右鼻孔堵，苔白舌胖，脉沉。脾肿大但无相关的症状。

**经络诊察：**右公孙涩、深部有结节、压痛；大钟有结节、发红、压痛；水泉色红（月经不调时出现）；太冲有结节、压痛；蠡沟压痛；足临泣压痛。足太阴经、少阴经、厥阴经（足三阴）、少阳经异常。取公孙、太白（加灸）、太冲、三阴交、建里。

十七诊：症治均同前。

十八诊：直立时右鼻孔不通、发胀，右侧卧时明显，累及右耳。右睛明穴发热、胀。舌暗。吃凉食物则胃痛。察尺泽疼，按列缺时鼻子通，太阳无异常；手太阴经异常。取印堂，右侧听宫、尺泽、列缺、太白、公孙、太冲、建里。

疗效：初诊时耳中发堵甚至不能上班，伴眩晕。治疗后已不眩晕，耳堵已基本消失，仅经前微堵。共18诊；属显效。1年后追访，未复发，属临床痊愈。

## 【医案解读】

肾开窍于耳，但并非各种耳聋、耳鸣皆属于肾。本例经络诊察发现手足少阳与手阳明异常，属暴聋的病经；又发现手足厥阴与足太阴经异常，属妇科病的病经。《针灸甲乙经·手太阳少阳脉动发耳病》讨论各种耳病的针刺疗法，曰："暴厥而聋，耳偏塞闭不通，内气暴薄也。"在此"内气暴薄"指气机异常。又曰："头痛耳鸣，九窍不利，肠胃之所生也。"其语译为凡头痛耳鸣，九窍不通利的病，多是由于肠胃等三阳经之气不利所生。

患者的症状与妇科病史皆与脾肾阳虚有关，但暴聋主诉的伴有症状则属少阳、阳明热上浮，故素有寒热夹杂，即下身有寒，上身有热。《医贯·耳论》曰："今人饮食劳倦，脾胃之气一虚，不能上升，而下流于肾、肝，故阳气者闭塞，地气者冒明，邪害空窍，令人耳目不明。此阳虚耳聋，须用东垣补中益气汤主之。有能调养得所，气血和平，则其聋渐轻。若不知自节，日就烦劳，即为久聋之症矣。又有因虚而外邪乘袭者，如伤寒邪入少阳，则耳聋、胁痛之类，当各经分治之。"这段文字对此本例有较明显的指导意义，患者脾肾阳虚的体质与之相符。

一至六诊，以清泻少阳为主，取患侧的外关、足临泣、风池为主穴，根据各诊的具体经络反应与症候变化加地五会、支沟、翳风、阳辅等穴，又在患侧的关冲、商阳、耳尖放血。《素问·缪刺论》曰："邪客于手阳明之络，令人耳聋，时不闻音，刺手大指次指爪甲上，去端如韭叶各一痏，立闻。"此指手阳明大肠经的井穴，商阳穴。《针灸甲乙经·手太阳少阳脉动发耳病》曰："耳聋，取手、足小指次指爪甲上与肉交者。"指关冲穴与足窍阴穴；又曰："耳焞焞浑浑聋无所闻，外关主之。"五、六诊因汗少（太阳不开）加大椎以宣阳发汗。

七至九诊，耳堵又发，伴头痛，内耳中积水引起听力下降，治疗除前六诊的少阳经穴继续直接开通病经之外，加足太阴经穴利水消肿，再加复溜（足少阴肾经之母穴）以补肾阳化水。

十诊确认少阳异常，取穴以少阳经为主，加解溪清阳明热（鼻热）。

十一诊，诊断为阳明痰热郁于内，少阳失疏。治疗清阳明热、疏解少阳，取外关、足临泣与手足阳明经的井穴。风池、四神聪为治疗眩晕的局部穴。此后以此为基本思路结合随诊症候与经络诊察显示脾虚（太阴不开），阳不升，故取足太阴原络调之，足厥阴原穴（木经之土穴）和三阴交补血，以及建里补中气收效。

# 耳闭塞

## 案 115：张某，男，47 岁

**初诊：**2009 年 9 月 6 日

**主诉：**左耳闭塞不通 3 周。

**症候：**左耳闭塞不适，下颌关节活动，吞咽动作时耳中咽喉部不适略胀痛，左眼外角充血疼痛。苔少津，脉沉滑。病起于外感中乘飞机过久诱发，曾在耳科检查谓"中耳化脓"，未做处置。

**经络诊察：**太阳经异常。

**辨经：**属于太阳经筋郁热于内，筋脉不畅。

**选经：**手太阳经。

**选穴：**少泽（左，放血 6 滴）、养老（左）。

**疗效：**针后症状基本消失。第二日电话告之，已痊愈。

【医案解读】

耳聋气闭文献多取听会、翳风，耳病多属于少阳经，用耳周穴为多，亦有取阳明经、太阳经者，间或用厥阴经、少阴经者，久病难治者甚多。耳中气滞、血瘀导致气化丧失多属不治，气化异常如不查明属何经何络，亦难获效。

《灵枢·经筋》记载："手太阳之筋，起于小指之上，结于腕，上循臂内廉，结于肘内锐骨之后，弹之应小指之上，入结于腋下；其支者，后走腋后廉，上绕肩胛，循颈，出走太阳之前，结于耳后完骨；其支者，入耳中；直者出耳上，下结于颔。上属目外眦。其病小指支，肘内锐骨后廉痛，循臂阴入腋下，腋下痛，腋后廉痛，绕肩胛引颈而痛，应耳中鸣痛，引颔目瞑，良久乃得视，颈筋急则为筋瘘颈肿。寒热在颈者，治在燔针劫刺之，以知为数，以痛为输，其为肿者，复而锐之。名曰仲夏痹也。"本案外感之中，太阳卫气内闭，乘飞机远航，机舱内气压偏高，耳膜内陷耳内经筋持续拘紧，气血难行，卫气不得宣达，遂使经筋脉气瘀结，热不得出，斯病生矣。经络诊察太阳异常，无他经变动，因而证明本病病机为手太阳经筋病变，当取手太阳经治疗。本案为何单取少泽呢？少泽为手太阳经井穴。《难经》谓"井主心下满"，是指本经气壅盛或气机障碍可除之，而本病外邪客于表阳，阳气被困，不能宣发，出现气闭阻络，症见耳中闭闷，颈项拘紧，咽喉不爽，宜发宜宣。故取井穴尤宜泻血以引阳通络，但不宜多，使气机通达，气机自复，症自消失，是为主穴。辅穴养老，此处用其郄穴之性，以通达经气，止痛行气。

在针灸文献中，对腧穴的主治记载颇为杂乱，很多在临床难以得到证实。究竟临证该如何选择呢？临床证实，任何一个穴在不同的病机条件下，能治疗不同的病症。离开了病机条件，违背了病机规律，则腧穴什么病都治不了。同样符合病机的条件下腧穴治疗不必拘泥于文献记载，其关键在于准确掌握经络气化、经络所属的问题，此点要牢牢记住！

## 目干涩

### 案 116：薛某，女，22 岁

初诊：2010 年 5 月 22 日。

主诉：双目干涩 1 年。

症候：据述因做上眼睑埋线（双眼皮整容术）后 3 个月诱发主症。自觉目涩，上眼睑运动障碍。上眼皮紧抽（右眼尤重）。曾治疗未愈。现已影响阅读。目涩时足小趾瞤动（足太阳经的路线）。遇热时加重。面色白。有月经不调史多年。

余正常。舌瘦尖红，苔白少津。脉弦细。

经络诊察：双侧尺泽下2寸压痛（曾经有呼吸困难、咽喉疼）。右下廉到手三里压酸、有深部小结节。右公孙压酸（湿热伤络—眼病；妇科病史）。右水泉到大钟敏感压痛、发涩（足太阳经病牵连到足少阴经）。右束骨有结络、压酸；攒竹有结节。手阳明经、足太阴经、足少阴经、足太阳经异常。

辨经：病在太阳经。

选经：取少阴经、太阳经。

选穴：至阴（放血）、公孙、水泉、攒竹。

二诊：症略减，穴同前。

三诊：症状减轻。仍宗前法，继续取太阳经、少阴经并加少阳经穴。取风池、攒竹、水泉、侠溪、仆参（阳跷脉的交会穴）。

四诊：症无明显改变，脉沉细。取天柱、束骨、光明、复溜，采用足少阴经的复溜穴滋阴明目，用病经（足太阳经）的束骨与天柱来疏通项部加强头部的供血。又取足少阳经光明穴。光明穴为足少阳胆经的络穴，足少阳络脉与肝经相连，所以光明穴能治各种眼病。

五诊：症渐减，取天柱、束骨、鱼腰、攒竹、复溜。

六诊：右目上睑内有牵拉感，小趾仍有抽紧感（不动时能看得见，运动时减轻），而且右腕骨穴有结络，确认病在太阳经，取至阴放血，针刺鱼腰、攒竹、腕骨、水泉。

七诊：去鱼腰、水泉，加京骨、金门。

八诊：久视右目眼肌有牵拉感，干涩渐减；腿肌协调障碍（少阳经、阳明经）。病在太阳经、少阳经、阳明经；取眉冲、攒竹、右颔厌，灸至阴、右少泽。

根据治疗中病情的变化，继续取太阳、少阴、少阳经腧穴，1周平均治疗2～3次。到十二诊，症状已减轻。患者9月1日致电：已回悉尼，现在看书时间不长已无不适，小趾牵拉感已基本消失。

疗效：共12诊；属显效。

【医案解读】

此例经过经络诊察，发现主要的变动经脉为手阳明经、足太阴经、足少阴经及足太阳经。上眼睑与小趾皆属于足太阳经路线，症候与经络诊察相结合之后认为病在太阳经，故取太阳经，同时取与足太阳相表里的足少阴经。气血循环障碍能导致虚证，因为气血无法达到局部位置，而阴经善于补虚（阳经善于泻），故运用"阳病取阴"的选经方法。

《针灸甲乙经》："……目睆睆不可远视，水泉主之。"水泉为足少阴经郄穴，能治疗视野缺损。足少阴肾经别在天柱穴与足太阳膀胱经相联系，郄穴具有理气之效，故足少阴肾经水泉穴能够治疗气血不畅通引起的眼睛疾病，又能滋阴明目。《针灸甲乙经》又曰："……目系急，瘛疭，攒竹主之。"攒竹能治疗目痉挛。

《素问》云"肝开窍于目"，但此肝目联系主要与视功能和眼底病有关。此例非视功能障碍或眼底病，所以未取足厥阴肝经的腧穴。之所以开始取公孙穴是因为足太阴经有异常，而眼皮常被认为与脾有关。后来发现该患者的眼病是由于玻璃体液的循环障碍，属于湿证，说明此病与脾脏有关。脾主水液代谢和运行，而公孙为足太阴经之络穴，脾络所主的部位包括眼皮。

---

### 案 117：王某，女，56 岁

**初诊：** 2010 年 8 月 21 日

**主诉：** 双目干涩，口干，10 余年，无口苦。

**症候：** 双目干涩，右胁背痞满不适。彩超报告："重度脂肪肝"，据云：脂肪肝已 3 年。血压（150 ～ 140）/100mmHg。心律 42/ 分钟。睡眠障碍，经干细胞治疗好转。自述胃部不适，按压阳明经得噫则舒。苔白少津，脉沉滑。

**经络诊察：** 太阴经、足少阳经异常。

**辨经：** 病在太阴经、太阳经、少阳经。

**选经：** 太阴经、太阳经、少阳经。

**选穴：** 尺泽、阴陵泉、阳谷、阳陵泉。

**二诊：** 患者说针后已得矢气，加肝俞补益肝血，加前顶，使清阳上升至目窍。

**三诊、四诊：** 患者自述右胁痞满，得矢气甚畅，目干涩已不明显。治疗以二诊的取穴为基础，加支沟、阳陵泉（患侧）疏泄少阳经，并加肝俞，缓解胁部痞满。

**五诊：** 目干涩渐减，时发逆气呃噫（从右胁处起）。取穴基本如前，加复溜、太冲、手足三里、太白，肝俞改章门。

之后的治疗基本按照此思路，随症候变化与辨经来加减腧穴。共治疗10次后，目干涩症显效，停针观察。

**十一诊：** 两个月后，目干涩又发，项强，头昏晕，苔白厚略腻，脉右弦、左沉细。经络诊察发现孔最有结节，四渎和阳谷异常。病在太阴经、少阳经、太阳经。取阳白、太阳、风池、复溜、尺泽、阳陵泉。

**十二诊、十三诊：** 头昏晕已消失，目仍干涩。养肝阴，清肝热；取四神聪、风池、四关、阳白、四白、太阳、曲池、头临泣、复溜、阳陵泉。

**十四诊至二十一诊：** 目干涩明显好转。苔薄白，脉沉。取攒竹、前顶、合谷、风池、关元、水泉、三阴交。期间肝穿刺报告：①非酒精性脂肪性肝炎；②免疫组化HBsAg（－），HBcAg（－）。穴同上，撮右膏肓。

**二十二诊至二十七诊：** 背痛，胸憋已确诊为"冠心病"。取合谷、攒竹、前顶、风池、关元、水泉、三阴交、内关。二十五诊之后胸闷心慌明显好转，未再发憋，头昏、项强诸症均缓解。

**疗效：** 共27诊；属显效。因工作的原因必须经常喝酒，最终疗效保持1年，之后症状才复发，但症状较前亦轻。

---

**【医案解读】**

此症的病机很可能与患者的工作有关，工作压力特别大，耗精血。

初诊，根据手足太阴经、足少阳经的异常反应，病在太阴经、太阳经、少阳经，以宣发太阴、疏泄少阳为主。取尺泽、阴陵泉，并取阳谷、阳陵泉。尺泽、阴陵泉为手足太阴经之合穴，有调整气机、祛湿的作用。阳谷为手太阳经之经穴；太阴、太阳皆主"开"，故可用太阳经来宣发太阴。

在此值得提出，临床上不能随便选太阳经来帮助太阴经或选太阴经来帮助太阳经。若太阳开发功能不够，只能用少阳枢转来加强功能，而不能用太阴来帮助。阳陵泉为足少阳经的合穴，能疏泄少阳。那么，何时用太阳宣发太阴，或用太阴促太阳之开？勿忘记，阳经善于泻，阴经善于补。若外邪侵袭太阴（表现为恶寒等症候），为实证，可以选太阳来协助太阴。若内伤影响到太阳，例如膀胱气化障碍，为虚证，应选太阴经。此病案没有外邪的因素，取太阳是为了帮助少阳枢转（开太阳能使少阳更顺地枢转），就像开风扇（枢）使空气循环的同时，也要开窗（开）通气一样的道理。

虽然主诉（目干涩）因肝病继发，读者会问：为什么不以太冲、行间之类的腧穴作为主穴？按照经络诊察和症候分析的结合，此例属于太阴（阳明的相表里经）、少阳并病，并列症状包括噫气（按压阳明经时缓解）（阳明经），以及右胁背痞满不适（少阳经），所以从二诊开始加足阳明经的四白穴和足少阳经的阳白穴。且四白、阳白配太阳经三个局部腧穴能提高眼睛供血状态。

# 视物成双

### 案118：陈某，女，33岁

初诊：2012年9月26日。

主诉：视物成双5个月（右眼内收不能）。

症候：5个月前无明显诱因出现视物成双。于当地医院MRI示眼肌伴眼肌纤维增粗。后确诊为甲状腺功能低下。右眼内收不能，视物成双；眼位不正，眼睑沉重，易流泪。曾伴有目眶疼痛，近日已消失。纳眠可，二便调。舌红苔白，脉沉细。

经络诊察：手少阳经、太阳经异常。

辨经：病在太阳经、少阳经。

选经：太阳经、少阳经。

选穴：眉冲（右）、承光（右）、前顶（右）、腕骨（右）、阳池（右）、阳陵泉。

二诊、三诊：视物成双明显好转。双目转动灵活，双眼睑发沉、喜闭目，有时眶周胀痛。易疲劳、喜卧。脉细滑略数。取穴基本相同，加阳白，灸至阴。

四诊：视物成双，偶有出现，视久则复原为一，双眼珠活动较前灵活。视久自觉眼睑酸沉，左眼外眦尤甚。口干，舌胖，红暗，苔薄，脉细滑。取臂臑、合谷、前顶、尺泽、鱼腰、承泣。

**五诊：**自述 2012 年 11 月 4 日午觉后出现视物异常。近因情绪波动。今晨起肿胀并伴随枕部疼痛。双眼活动协调改善。脉细滑，舌淡质稍暗，苔薄白。取玉枕、络却、阳谷、后溪。

**疗效：**治疗 1 次以后双目转动灵活，再巩固 4 次。属显效。

【医案解读】

患者由于甲低出现右眼内收不能，往左看时眼珠不能过正中线（正位），因此有视物成双的症状，属经筋病。内收肌群障碍时能出现眼位向颞侧偏斜。经络诊察，包括颈、头、眼眶的经络诊察发现以太阳和少阳经异常为主，发现右侧颈部天柱和风池，头部承光、眉冲，手少阳外关至三阳络，手太阳小海穴等皆有异常反应。按经筋的循经手少阳经筋属目外眦，足少阳经筋结于目外眦，足太阳经筋为目上纲，手太阳经筋属目外眦。

患者患病时间日久，脉沉细显示有虚象。因此取患侧（右侧）手太阳经的原穴腕骨、手少阳经的原穴阳池为主穴，温阳通络。取前顶升阳益气。取患侧眉冲、承光局部穴位舒筋通络。针刺双侧足少阳经的合穴阳陵泉疏泄少阳。

1 周以后复诊，患侧眼珠基本正常运动，能灵活的内收、外展。本例显示了原穴的温阳益气补虚的作用。

## 下颌关节拘急

### 案 119：李某，男，24 岁

**初诊：**2012 年 3 月 17 日。

**主诉：**下颌关节拘急、颌部痛 5 年。

**症候：**下颌关节拘急而痛。诊为：颞颌关节功能紊乱症，曾做理疗未愈。余正常。双膝疼，右侧偏重，曾诊断为"滑膜炎"，1 年前做了膝关节镜。苔白略腻尖嫩，脉滑。

**经络诊察：**手阳明经异常。

**辨经：**病在手阳明经。

**选经：**手阳明经。

**选穴：**头维、合谷、手三里、足三里、膝阿是穴（右膝外侧阿是穴，左膝内侧阿是穴）。

二诊：针后 3 天内症减。穴同前。

三诊：下颌关节症针后略缓，双膝关节酸涩作痛。颈项僵硬。取头维、上关、合谷、阴陵泉、阳陵泉、天柱，点委阳。

四诊：下颌关节拘急、颈僵明显好转，膝关节痛亦好转。取头维、上关、合谷、阴陵泉、阳陵泉，点委阳、右膝阿是。

疗效：针两次后明显好转，再治疗 1 次巩固治疗。由于患者家在外地，无法继续治疗。属好转。

**【医案解读】**

患者颞下颌关节拘紧伴有颌部痛 5 年，西医诊为颞下颌关节紊乱综合征，在中医属经筋病。颞下颌关节属手少阳经筋(足少阳经筋)、手太阳经筋、手足阳明经筋的循行部位，各经筋有重叠和交叉之处。因此三阳经皆与此病有关。根据经络诊察，手阳明经筋异常，则取头维、合谷、手三里、足三里。头维为足阳明经的穴位，解剖位置在颞肌上缘，浅部有颞筋膜、深部有颞肌，针刺此穴位可松弛颞肌，行颞肌处的气血，通利下颌关节的闭合。头维治疗范围较广，属足少阳经、阳明经之会，因此针刺也能缓解与阳明经筋、少阳经筋有关的筋病，如颞肌或颞肌筋膜病变。

由于患病的时间较长，同时取手阳明经的原穴合谷温阳益气、通络行气。同时患者苔略腻、脉滑，亦取手足三里健脾胃。

三诊、四诊加上关，属足少阳经的腧穴，为少阳经、阳明经之会，穴近颞下颌关节，于此关节的上缘，能疏松与此关节有关的肌筋。

本例每次针后均有好转，至第四诊已明显好转。

# 诊后絮语

## 两个目干涩病例的比较

《素问·金匮真言论》云："东方青色，通于肝，开窍于目，藏精于肝。"《灵枢·脉度》又指出："肝气通于目，肝和则目能辨五色矣。"

案 117 为肝病引起的眼病，即《内经》所说的"肝开窍于目"的现象，目干涩是由于脂肪肝诱发所导致。但案116（双眼皮整容术引发的）眼病则与肝无关，而是太阳经受损导致的疾病，因此治疗眼病时必须依靠具体症候和经络异常进行分析，不可拘泥于经方、验方，固守陈规。

## 风池主治眼睛干涩与脑供血不足，有三个针刺方向

1. 针刺向患侧能治疗单侧头痛，眼肌病变，颞部头痛，或血管阻塞。

2. 针刺向对侧眼睛（无病健康侧），进针低于1寸，治疗眼底病或视神经疾病。

3. 横刺（往中线方向）能治疗督脉或头后部疾病，包括颈椎病或脑供血不足。

按语：风池是治疗眼病的重要腧穴，宜平刺，切不可向内上方针刺，以免发生事故。一般在1~1.2寸深度即可得气。

# 抑郁症

## 案120：王某，男，37岁

**初诊**：2010年10月13日。

**主诉**：易怒，急躁，约有1年，加重半年。

**症候**：患者由于妻子患乳腺癌及工作压力较大，情绪受到影响，出现焦虑症状，近半年加重。每日对各种人发怒，无法控制。多梦，常梦到乘坐山上的火车，上下陡峭山坡。口苦、口干，双侧少阳经上关穴周围有疹点大小痤疮，不痒。患者口气重，大便不畅，尿黄，苔白中部略厚，脉弦数。

**经络诊察**：手少阳经、手足太阳经、足太阴经、足厥阴经、督脉异常。

**辨经**：病在厥阴经和少阳经。

**选经**：厥阴经、少阴经、督脉。

**选穴**：大陵、行间、交信、至阳（点）。

**中药处方**：柴胡10g　　白芍15g　　生磁石30g　黄芩10g

　　　　　　生龙骨15g　生牡蛎15g　郁金10g　　瓜蒌15g

　　　　　　半夏6g　　　黄连3g　　　麦冬10g　　五味子10g　（7剂）

**二诊**：多梦惊恐、口气味减轻，余症无明显变化，苔少。清泻少阳。取外关、足临泣、内庭、照海。

**中药处方**：夏枯草10g　龙胆草6g　　胡黄连6g　　栀子6g

　　　　　　莱菔子10g　知母15g　　泽泻10g　　瓜蒌20g

　　　　　　莲子10g　　生地20g　　甘草6g　　　郁金6g　　（7剂）

**三诊**：症状减轻，口气已不明显。痤疮减少，心烦减轻，已无恐怖梦。苔白。脉细数。察手少阳经、手太阳经、手太阴经、足厥阴经、足少阳经异常。属少阳失疏，厥阴郁热于内。取支沟、阳陵泉、阳谷、行间。

中药同前，7剂。

**疗效**：经4次治疗症已不明显，再治疗1次巩固疗效。属显效。

【医案解读】

　　本例经诊察经络之后确认病在厥阴经和少阳经。厥阴经为本，少阳经为标。

肝在三阴为阖，对血有贮藏、净化和分配的功能，肝的疏泄功能失常，肝热郁于内。手厥阴心包经，臣使之官，喜乐出焉。心包有郁热时，可导致郁闷，烦躁，做梦异常。取大陵、行间，该"对穴"有清热通络、化瘀、行气之功能。

诊察督脉从至阳到神道时，发现至阳穴有异常酸痛反应。一般有情志不遂的患者及有心悸、心烦、失眠等神志失常的表现，通常须察至阳到神道，点至阳穴，主治与厥阴经有关的焦虑症、失眠。

取阴蹻脉之郄穴交信调节本经的气血流量，缓解焦虑症引起内脏的异常蠕动而产生失眠、心悸等症。

经3次治疗，症状消失之后，经络诊察发现少阳经和厥阴经已无异常。治疗期间采用了三组对穴。①大陵、行间：清厥阴经之郁热；②外关、足临泣：清泻少阳；③支沟、阳陵泉：疏泄少阳。方药配合，以清泻少阳，疏泄少阳，获显效。

---

### 案 121：董某，女，53 岁

**初诊：**2013 年 10 月 24 日。

**主诉：**脐周痛 3 个月，近 1 个月加重。

**症候：**3 个月前开始出现腹痛，并伴恐惧感，不敢独自在家。患者 3 年前退休后，即开始出现情绪低落，近 1 年逐渐加重，诊为抑郁症。服西药两个月，近 1 个月腹痛加重，持续不得缓解，情绪淡漠，甚至出现轻生念头。从深圳前来北京就诊，被某医院诊为"肠易激综合征"。饮食不佳、纳差，口苦、口干，近 1 个月出现消瘦，睡眠较差，多梦，入睡困难。二便调。舌淡，苔白厚干。脉沉细。

**经络诊察：**太阴经、少阴经异常，脐周围按之僵硬。

**辨经：**病在太阴经、少阴经。

**选经：**太阴经、少阴经、阳明经。

选穴：尺泽、地机、少海、神门、足三里、太溪（加灸）、关元（灸15分钟）、神阙（灸15分钟）。

**二诊：**上次针完，腹痛持续1小时才止，止后痛缓。仍入睡困难、胆小、有恐惧感。针尺泽、地机、神门、少海、太溪、中脘、足三里，灸关元15分钟。

**三诊：**腹痛渐缓，恐惧感已好转，可以独自在家。近日痔疮发作，痔核脱出，大便较干，1日1行，尿频、尿热、尿痛（有泌尿系感染史），口干，虚汗，恶风。针温溜、中极、归来、地机、复溜、三阴交。

**四诊：**上诊后痔疮症状略减，小腹痛明显缓解，恐慌感已不明显；仍入睡困难，尿频、尿热、尿痛，大便干。经络诊察太阴经、阳明经、太阳经异常。取太阴经、阳明经、太阳经调整。针太白、地机、关元、三阴交、天枢；点次髎、膀胱俞。

**五诊：**腹痛程度转轻，时间转短。针后腹痛发作，约半小时后疼痛消失。针关元、三阴交、天枢、地机、阴陵泉。

**六诊：**腹痛未完全消失。关元加灸，针水道、地机、太白、下脘。

**七诊、八诊：**脐周痛继减，继以太阴经、阳明经及脐周局部腧穴（水分、天枢、下脘等）治疗。

**九诊、十诊：**脐周痛有时牵连腰背部，症已减八成。食欲转佳，体重增加，从90斤增至100斤。针胃俞、三焦俞、肾俞、命门。

**疗效：**共治疗10次，腹痛消失。情绪明显转佳，开始说笑，回深圳两个月后来电话，病已痊愈。

【医案解读】

案121为情志病伴腹痛，应分为两组症候结构：一组为病程较长的恐惧感，不能一人独处，伴有睡眠障碍，诊为"抑郁症"；另一组症候则是近3个月出现的剧烈腹痛，伴纳差、消瘦等症，诊为"肠易激综合征"。经络诊察发现手足太阴经、手足少阴经异常。《灵枢·经脉》中记载足太阴是主病："舌本痛，体不能动摇，食不下，烦心，心下急痛……"足少阴是动病"心如悬若饥状，气不足则善恐，心惕惕如人将捕之。"经络诊察结果与症候对接，判断本案为少阴、太阴并病，而恐惧感与腹痛两个主症均较重，且在病机上少阴失枢与太阴壅滞不开互相影响，病症错杂，故选择太阴、少阴两经同时治疗。其中少海、神门、太溪为调理少阴经，尺泽、地机、足三里为调理太阴经，并取局部穴位缓解腹部疼痛。

四诊后患者恐惧感渐缓，此时治疗以调脾经气机为主，以促进太阴升清功能的改善，并针对患者脐周僵硬的局部病变进行针对性的调整（选用水分、下脘等局部腧穴），腹部僵硬逐渐减缓，此后食欲逐渐转佳，体重增加，情绪淡漠等情志病症状亦明显好转。故考虑本例情志病除与少阴经相关外，也与脾主升清的功能受阻有关，太阴主在里之开，气血不能发散以荣养心神，亦会令少阴气机失枢，使患者淡漠、抑郁、恐慌之症加剧。

针灸之后患者腹痛骤然发作1小时，之后腹痛明显缓解，可理解为"疾病反应"，为腹部经脉气血被调动，重新分布调整的过程。

治疗中患者还有另一组症状为"尿频、尿黄、尿痛、腰痛、舌红"，与之对接的经脉为太阳经，故选用次髎、膀胱俞及胃俞、三焦俞、肾俞、命门两组太阳经腧穴调治，获效。同时太阳亦主开，与太阴同用，可起协同之效。

# 失眠

## 案 122：吴某，女，77 岁

**初诊**：2012 年 8 月 15 日。

**主诉**：失眠 7 年，加重 4 月余。

**症候**：自 2005 年患脑梗后致入睡困难、早醒、伴头晕、头昏。大便不畅、矢气多、打嗝、心悸、心烦、易怒、心前区不适。舌暗红，苔略黄腻、少津。脉弦滑。西医诊为蛛网膜下腔出血。高血压病史 20 余年。

**经络诊察**：手太阴经、手太阳经、足太阳经异常。

**辨经**：病在太阳经、太阴经。

**选经**：太阳经、奇经八脉。

**选穴**：天柱、玉枕、内关、公孙、后顶。

**二诊**：睡眠略好，仍有头晕，头目不清，烦躁。食欲改善，餐后仍腹胀，矢气多，打嗝，大便干燥，舌暗，苔黄，脉弦滑数。取天柱、玉枕、大陵、行间、公孙。

**三诊：**睡眠好转，但眠浅易醒。头晕次数较前减少，头胀，烦躁，食欲差，腹胀，肠鸣、打嗝、矢气，大便干燥。苔薄白，脉弦。病在太阴经、少阳经（脾肝）。取太白、支沟、阳陵泉、章门、足三里、天柱。

**四诊：**症均好转（烦躁已好）。睡眠时间延长，但仍较浅。胃胀，食欲改善，便干略好转，有便意，排便较畅。情绪波动较大，干扰睡眠。乏力，动则气短。舌胖，质暗淡，苔薄腻少津，脉弦细。察手太阴经、阳明经、太阳经、厥阴经、足太阴经异常。病在太阴经、厥阴经、太阳经。取太渊、天柱、蠡沟。

**五诊：**睡眠好转，仍浅。头不清爽。血压偏高（150/70mmHg，140/80mmHg）。情绪不好（喜欢静），胃胀，食欲差。取天柱、通里、照海、内关、公孙。

**疗效：**治疗 5 次，症状明显改善。

## 【医案解读】

患者以蛛网膜下腔出血以后出现失眠，伴有头晕、头昏 7 年为主症。蛛网膜下腔出血有几种原因，其中包括颅内动脉瘤或脑血管畸形。该患者脑出血的具体病情不详，但因为有脑血管病史，应是导致她失眠的主要因素之一。

经络诊察发现太阳经异常较明显——阳谷和小海有结节。循推头部经络时也发现足太阳经从天柱至眉冲皆明显异常。患者也有其他症状，如畏风、后背痛（于肩胛骨处），足太阳经筋循行于后背，跟其后背痛有直接联系，与经络诊察的结果进一步对接。足太阳经"从巅入络脑"，与脑血管有关，因此若脑部血液循环失常（有瘀血，或有血液循环缓慢，或脑缺血）能出现头晕、头昏等症。足太阳主开，在三阳之表，承接化解寒邪，防止外邪的侵袭，因此若太阳经虚，能出现怕风、易出汗等症。

失眠患者一般会首先考虑三阴经。但通过患者的病史与经络诊察，辨别病在太阳经，并与其脑部血液循环有关，故取天柱为主穴，该穴"主头旋脑痛"（《针灸聚英》）。加玉枕，可治"头项痛、风眩"（《针灸聚英》），"不能视"（《针灸资生经》）。患者有太阳经眩晕、头昏，因此取天柱配玉枕。加后顶搓针法通督脉和其络脉的阳气。督脉入脑，故针刺后顶亦可促进脑部的血液循环。

患者情绪不稳定、失眠、急躁、欲哭与奇经八脉有关。其消化系统的症状，如打嗝、大便干、腹胀与情绪不稳有关系。因此取八脉交会穴内关、公孙。内关属厥阴经的络穴，通阴维，能维系调理诸阴，联系沟通内脏，可通络理气、安神和胃。公孙通冲脉，冲脉为血海和十二经脉之海，能降逆气、祛湿利水。内关配公孙可理气降逆，调理肠胃，常用治心烦、胸腹胀满等。内关、公孙对神经官能症，心脏、胃肠自主神经功能紊乱有较好效果。

### 案123：刘某，女，31岁

**初诊：** 2012年7月18日。

**主诉：** 头晕、头昏伴失眠2个月。

**症候：** 2个月来每于晨起说话后及劳累后感头晕加重，伴气短，乏力，头重脚轻，久站立不稳。低血压（90/55mmHg），服西洋参、葡萄糖水及针灸3次后略好转。偶尔耳鸣，便溏，舌暗淡，苔薄白略腻，脉弦滑数。既往有双侧卵巢囊肿病史，排卵期出血5年，痛经，并有荨麻疹病史。

**经络诊察：** 太阴经、少阴经、手阳明经、手太阳经。

**辨经：** 病在太阴经、少阴经。

**选经：** 取任脉、阳明经。

**选穴：** 前顶、手足三里、建里。

**二诊：** 头晕好转。睡眠差，多梦，仍头晕。伴视物旋转，头重脚轻、乏力，困倦。2012年7月23日于某医院行"卵巢囊肿摘除术"后服用西药（具体不详），后出现非经期阴道不规则出血，量较多，2天后自止。乳房胀痛，晨起眼睑浮肿。便溏，日2次。舌暗淡、胖大，苔薄白。脉弦滑，尺弱。病在太阴经，取太渊、太白、足三里，灸隐白。

**三诊：** 失眠好转，入睡较前容易，梦多，头部昏沉，困倦。注意力不集中，劳累后感头晕加重，晨起有白痰咳出。咽后壁可见白色粟米样肿物。鼻流清涕。

大便较前改善，但仍完谷不化。舌暗淡，苔薄白，舌体稍胖大，脉浮滑。取太渊、太白、照海、中脘、足三里。

**四诊**：失眠好转，仍早醒。多梦，睡眠时间每日 5～7 小时。头晕减轻，但仍困倦，时轻时重。大便不成形，伴小腹痛，每日 2～3 次，手足冷。自诉咽部不适。自 7 月 23 日术后月经未来过，期间 8 月 20 日到 8 月 25 日有少量浅淡血性分泌物。舌有齿痕、质红暗，苔薄，脉沉细。查：双扁桃体肿大，咽后壁可见一 0.2cm×0.2cm 脓疮。手少阴经异常。病在太阴经、少阴经。选少阴经、太阴经、任脉、阳明经腧穴。取少海、神门、太白、商丘、建里、足三里、下脘。

**五诊**：入睡明显好转，仍头晕，如坐舟船。自觉身摇，早醒（4～5 时），仍多梦。针后大便成形，但近日便溏复作。双手转温，双足仍寒。舌胖有齿痕，质红暗，苔薄，脉沉细。取天柱、神门、太白、中脘、下脘、足三里。

**六诊**：入睡可，多梦。劳累后感头晕，程度减轻，大便成形。偶尔食不合适后仍有便溏。大便 2~3 次。近 2~3 天劳累后感胸闷、气短。双眼及双侧头痛。带下呈暗红色，脐下隐痛，手足畏寒。舌红有齿痕，苔薄白少，脉细。针前顶、太渊、太白、中脘、足三里、三阴交、关元（加灸）。

**七诊**：头昏较前明显好转，起床时头晕。睡眠深度亦加深，乏力好转，时有多梦。经血量增多，血色鲜红，伴少腹痛，手足凉，双足甚。灸隐白，针百会、风池、公孙、太白、中脘、足三里。

中药处方：炙黄芪 15g　桂枝 6g　茯苓 10g　赤芍 10g

牡丹皮 10g　益母草 15g　党参 10g　当归 10g

干姜 6g　生龙骨 15g　炙甘草 6g　麦冬 10g

五味子 6g　（7 剂）

**疗效**：治疗 4 次睡眠基本正常，再巩固 3 次。属显效。

**【医案解读】**

患者初诊的主诉是头晕。其症如头晕、乏力、便溏、经间期出血，皆提示脾气虚。经络诊察也发现太阴经及其表里经阳明经异常。其头晕是由于脾气不升导致的。先取前顶为升阳（升清气、降浊气），由于患者便溏、脉弦滑数、苔厚腻，同时调理阳明经，取手足三里、建里健脾胃。

二诊患者的头晕已减轻，则以治疗失眠为主。患者由于做了卵巢囊肿切除术，失眠加重，伴有经间期出血。患者有脾虚的症状。脾气虚，阳气不升则头晕（昏沉）。多思劳倦故伤脾，脾气虚，生血之源不足，血不养心神，故有失眠、多梦。"劳倦思虑太过者，必致血液耗亡，神魂无主，所以不眠。"（《景岳全书·不寐》）"思虑伤脾，脾血亏损，经年不寐。"（《类证治要·不寐》）由于脾气虚，运化失常，故有完谷不化；脾不统血，致经间期出血。

二诊、三诊以太渊、太白、足三里为主穴。太渊、太白为手足太阴经的原穴。脾气不升，取太白温补脾气，太渊温补肺气，可帮助宣发脾气于上，宣发脾运化之物至全身。足三里可健脾胃。加灸隐白为启动脾阳的流动，可止经间期的出血；中脘、下脘能和胃；照海交通心肾，有安神的作用，也能治其咽部不适感。针此穴组以后失眠、头昏、便溏等症有好转。

四诊，针刺以后失眠能缓解几天，但仍复发。重新察经络发现少阴经、太阴经异常。诊断为心脾两虚导致的失眠。治疗以健脾安神为主。心主神、主血，脾为生血之源，心脾气虚，血不养心，脾气亦不升，故有失眠、多梦、头晕。针少海、神门安神；太白、足三里、建里健脾和胃，按压胃脘部发现下脘异常故加下脘穴。针刺以后患者失眠有明显好转。

五诊，仍以健脾安神为主，取太白、神门为主穴，加足三里、中脘、下脘为健脾和胃。亦加天柱为清头目，增加脑部血液供应，治疗其头晕。

最后两诊，由于失眠、头晕、便溏等症明显好转，以健脾为治则。因患者要回德国教书，术后体内有瘀血停滞，故开桂枝茯苓丸加减以补气、活血化瘀。

## 案 124：侯某，男，58 岁

初诊：2012 年 8 月 28 日。

主诉：失眠 5 年。

症候：不能入睡，早醒不能再入睡。多梦、多思。健忘、头晕，急躁，易感冒。服西药（安眠药）。口苦、口黏。苔腻，黄厚，脉弦滑数。有颈椎病史。

经络诊察：手厥阴经、太阳经、少阴经、足阳明经。

辨经：病在少阴经、手厥阴经。

选经：厥阴经、少阴经、督脉。

选穴：大陵、行间、照海、后顶。

二诊：针后睡眠较前好转。苔黄腻，脉滑。取后顶、尺泽、阴陵泉、足三里、照海。

三诊：仍急躁。易外感咳黄痰。针大陵、行间、照海、列缺，搽魄户。

四诊：急躁减。睡眠仍浅，早醒。少眠则头昏昏然。近日健忘。交心肾、通太阳。针天柱、通里、照海、大陵、列缺、少海，搽魄户。

五诊：睡眠时好时差。急躁已转轻。取天柱、通里、照海、中脘、丰隆。

中药处方：温胆汤加减。

清半夏 6g　　茯苓 10g　　陈皮 6g　　枳实 10g

竹茹 6g　　　远志 6g　　　石菖蒲 6g　　炙甘草 6g

生姜 4 片　　大枣 5 枚　　（7 剂）

六诊至十诊：（未服中药），仍急躁，睡眠时好时差。取大陵、照海、中脘、丰隆、天柱。

中药处方：清半夏 6g　　茯苓 10g　　陈皮 6g　　枳实 10g

竹茹 6g　　　远志 6g　　　石菖蒲 6g　　莲子 10g

竹叶 6g　　　生龙骨 15g　生牡蛎 15g　生磁石 20g　（7 剂）

十一诊至十三诊：现头胀。凌晨 2：00 即醒。取神门、照海为主穴。

十四诊：睡眠多梦。苔白少津，脉滑。证为肝肾不足。取气海、三阴交、足三里、太冲、神门。

十五诊：失眠多梦有改善，出现右肩痛。搦髓脑（按摩头部的方法）10 分钟。穴同前加太溪。

**疗效**：失眠减轻。属好转。

【医案解读】

患者工作压力大导致失眠。以入睡困难、多梦和早醒为主要症状。

由于患者舌苔黄厚腻、脉弦滑数，一开始认为患者由于脾虚，湿热内浊，导致失眠。但他无明显与脾胃湿热相关的症状，且无嗜酒史，体不肥胖。

经络诊察发现手厥阴经异常，故能解释其失眠病机，厥阴经有育阴安神、养血调经的功能，一旦厥阴经失调，引起郁热，上扰心神，故有失眠、烦躁、口苦等症。少阴经在照海、神门（脆络）有异常，说明其心肾不交，但为了先清厥阴经的郁热，取大陵、行间（化郁行滞），配照海安眠。患者有颈椎病史，又有太阳经异常，因此取后顶通督脉。

二诊患者烦躁已减轻，睡眠也有好转，因此决定化湿。取手足太阴经的合穴尺泽、阴陵泉为主穴，加足三里健脾，照海安眠。针完后患者失眠复发，伴有急躁。说明改穴位太早，宜先清厥阴经之火，复又取大陵、行间、照海为主穴。

第四、五诊，患者急躁减轻，但失眠时好时差，伴有头昏、健忘，说明脑血液供应不足，故取天柱、通里、照海为通脑络，通里也通心络。加大陵化郁热。五诊，开始加中脘、丰隆化痰，同时给温胆汤加远志、石菖蒲、生姜、大枣，为化痰清热、和中安神。

从六至十诊，患者的失眠时好时差，伴有急躁，故取大陵、照海为主穴。取中脘、丰隆为化痰，舌苔变薄以后，不再用此对穴。患者头昏的时候取天柱或风池，症状减轻以后不取此穴。患者继续服温胆汤去生姜、大枣，加莲子、生龙骨、生牡蛎、生磁石。此期间患者的失眠有好转，但若工作压力大，会出现失眠。症状较前缓解。

十一至十三诊，急躁和湿象已减轻，取神门、照海为主穴，为交通心肾。加太溪补肾阳，气海为补气。

十四至十五诊患者已能入睡，但仍有梦。以太冲、神门为主穴，太冲为足厥阴经的原穴，温通肝气，神门为手少阴心经的原穴，可温阳安神。加气海补气，三阴交养血。最后几次使用搦髓脑的手法，每次10分钟，有安神的作用。法为以五指指腹慢慢而有力抓患者头部的经络。做完后患者感觉舒服，有安神醒脑的作用。

患者失眠时间长，治疗思路以症状和经络诊察"对接"为指导，先清解厥阴经的郁热，伴安神，化痰。郁热和湿热的症状减轻以后，用交通心肾的方法，最后补肝肾。患者的失眠基本缓解。

------------ ✦ ✦ ------------

### 案 125：徐某，女，66 岁

**初诊**：2012 年 10 月 24 日。

**主诉**：失眠 40 余年加重 5 年。

**症候**：失眠伴右侧偏头痛。背拘紧，右侧偏重。初起因工作夜班致睡眠不佳。近 5 年因情绪因素致寐差加重。仅可入睡 2 小时余，晚 11 时（子时）醒后难再入睡。服安眠药效果不佳。伴右侧头枕、颞部眼痛。余可。善悲易哭。口干喜饮、近日咽痛。舌暗、苔薄嫩。脉弦、略数。高脂血症病史 1 年余。

**经络诊察**：手三阴经、手三阳经异常。

**辨经**：病在厥阴经、少阴经。

**选经**：厥阴经、少阴经、少阳经、太阳经。

**选穴**：膏肓（灸 15 分钟）、内关、大陵、行间、太冲、复溜、颔厌（右）。

**二诊**：入睡好转，睡眠可延长 2 小时余。头沉、疼痛亦减。今日晨起双目眶胀痛。头目昏沉，伴腰背酸痛、僵硬。舌略胖暗，苔薄。脉弦细略数。灸膏肓 15 分钟，针照海、复溜、天柱、太冲。

**三诊、四诊**：入睡时间延长至早上 5 时，入睡困难明显改善，腰背酸痛较前好转。右侧枕部胀痛，晨起双目胀痛，头目昏沉，盗汗。脉弦数。针天柱、风池、照海、复溜、阴郄，灸膏肓 20 分钟。

**五诊**：睡眠改善，停药后仍可入睡。晨起右眼眶胀痛，右颈项，头枕胀痛。伴有头晕。视物模糊，仍有夜汗，但较前减轻。口干喜饮，口唇咸涩。舌质暗红，苔薄白，脉滑略弦。取阴郄、复溜、天柱、攒竹（右）。

**六诊至八诊**：失眠好转，睡眠时间 6 小时。右项痛减轻。头枕胀，视物模糊。仍有夜汗，但较前减少。口干喜饮。夜间右侧咽喉部有异物感。苔薄白，脉弦略数。取阴郄、复溜、天柱为主穴。

**疗效**：患者失眠明显好转，经过 3 次治疗，睡眠时间从 2 个小时延长至 6 个小时，巩固治疗 5 次。属显效。

**【医案解读】**

患者失眠40余年，加重5年，伴右侧偏头痛。失眠源于长期夜班，生活规律失常。其症候与经络异常可对接，以此分析病机，并指导治疗。

各个经络和脏腑的失常都可导致失眠。失眠是看不见的病症，需要根据患者向医生讲述的症状来判断。此患者失眠日久说明是虚象。另外，患者睡两小时后子时（晚上11时至凌晨1时）醒，再难入睡，亦有情绪急躁，脉弦，与肝、心包有关。察经络也发现手厥阴心包经异常。患者偏头痛之症，循推时发现颔厌处异常，病在少阳经。

把症候与经络诊察的异常"对接"后，可以诊断病在厥阴经和少阴经，属肝肾阴虚，阴虚阳升，阳不入阴，导致的失眠，"真阴精血之不足，阴阳不交，而神有不安其室耳。"（《景岳全书·不寐》）

因此取厥阴经的腧穴安神，止偏头痛：大陵、行间清心包之郁热，除烦；内关属络穴也通阴维脉，可维系平衡内脏的营养和代谢的过程，通络理气安神；太冲配复溜为补肝血，滋肾阴。取相表里少阳经局部穴颔厌改善头部气血运行。患者后背拘紧，病位在足太阳经，属经筋病则取灸膏肓。

二诊患者入睡好转，偏头痛和急躁亦减轻，但仍有腰酸，口干，故改配穴以补肝肾为主，取复溜、太冲，加照海和天柱。照海属足少阴肾经腧穴，也通阴跷脉，可调节内脏的蠕动，使阳入阴，有安眠镇静之效。天柱属足太阳经的穴位，可调节脑部的血液供应，治疗其头昏沉之症。

患者的症状每次针完后均有好转。睡眠的质量明显改善，睡眠时间可延长到早晨五六点。从三至八诊选穴基本相同，以阴郄、复溜、天柱为主穴。阴郄为手少阴经的郄穴，可清虚热，宁神志，配足少阴经的母穴复溜可治疗阴虚失眠。阴郄、复溜配穴也能治疗盗汗。"泻阴郄止盗汗"（《标幽赋》），复溜主"盗汗、汗注不止"（《针灸聚英》）。

治疗此患者先以清解厥阴经的郁热为主，症状减轻以后，以补肝肾为治疗目的。最后以交通心肾为主。说明首先需要清热，才能交通心肾。

# 诊后絮语
## 失眠证治的讨论

对于失眠患者应先仔细了解睡眠状况：入睡是否困难，是否容易醒，是否早醒，是否做梦；做何种梦——噩梦、惊恐的、悲伤的还是连续性的？这些问题能帮助医生准确诊断病因。易醒指睡眠浅，多为心肾不交，由于心火上亢而早醒。心肾不交则多梦；梦恐属肾；惊怒梦属肝；悲哀梦属肺；连续性的属脾。

古代医生也记载梦境与内脏的关系（意义）："肝气盛则梦怒；肺气盛则梦恐惧哭泣飞扬；心气盛则梦喜笑恐畏；脾气盛则梦歌乐，体重身不举；肾气盛则梦腰脊两解不属。"（《诸病源候论·虚劳病诸候下·虚劳喜梦候》）

导致失眠的原因很多，可累及各个经络、脏腑。凡阳不入阴皆可导致失眠，大都以心肾不交为基础。入睡困难一般为肾阴不足，阴不纳阳。《诸病源候论·虚劳病诸候上·虚劳不得眠》："昼行于阳，夜行于阴。其入于阴，常从足少阴之分肉间，行于五脏六腑。今邪气客于脏腑，则卫气独营其外，行于阳，不得入于阴，行于阳则阳气盛，阳气盛则阳跷满，不得入阴，阴气虚，故目不得眠。"

通过经络诊察的反应与患者症候的对接方可辨经、选经、选穴。

失眠有三种常见证型：心肾不交；心包有郁热；心脾不足。

### 1. 治疗心肾不交的常用配穴有照海、神门、复溜

照海有安眠、镇静的作用，可通阴跷脉，因此对人体内部器官的节律有调整的作用。睡眠浅说明内脏的功能不能镇静下来。睡眠中阳应该入阴，人的感觉、知觉都静下来进入阴血里面，让它静化、镇静。如果阳不入阴，人的神气不能够静下来，内脏仍发生波动、活动，那么睡眠当然浅了。照海可使阳宁静，所以容易深睡。

神门为手少阴经的原穴，可安神，治疗失眠、心悸、胆小等。太溪为足太阴肾经之原穴，属九针回阳穴之一，可补肾阳、滋肾阴，但偏补阳，强腰膝。治腰痛、失眠。神门、太溪同用可交通心肾；可加复溜滋阴利水，治心阴虚火旺，烦躁、失眠。

复溜为何又利水又滋阴呢？以大坝为例，若下游有干旱，则可开水闸，增加江的容积，更多水可灌渗至江两边干旱地区，同时江水流量增高，更多江水往大海流。滋阴属江河的灌渗作用，利水等于开水闸、增加江水流量。

### 2. 厥阴经有郁热也可导致失眠

《临证指南医案》写："不寐之故，虽非一种，总是阳不交阴所致。……肝血无藏而魂摇神漾。"厥阴经疏泄失常也能导致气滞郁热而致失眠。治疗因厥阴经失调导致失眠的主要配穴：

（1）大陵、行间：大陵为手厥阴心包经之原穴。心包属火，大陵是五输穴之土穴，土为火之子，能清泄郁热。心包相当于心肌和冠状血管系统。心悸时，心肌之血供应不足；大陵可为心肌供应营血，调节心悸。大陵清热，和阴血、清郁热（虚象）。主治失眠，调节时差。行间是足厥阴经的子穴，有清厥阴经实热之效。大陵配行间可清厥阴经的郁热。

（2）大陵、照海：本组配穴可清郁热，安神。大陵本身具有和阴血、清郁热的功效，照海有安眠、镇静、滋阴的作用，同时通阴跷脉，亦可帮助人体阳气入阴，使睡眠深沉。两穴配合有滋阴，清厥阴郁热的功效，常用于治疗女性更年期心烦烘热，失眠等症。

### 3. 心脾不足也能导致失眠

心主神明，主血；脾藏意，主运化。脾虚，运化水谷失常，脾不养血，血不养神，故失眠。"思虑伤脾，脾血亏损，经年不寐。"（《类证治裁》）心脾不足，故可出现血虚失眠。治疗心血不足的配穴：

（1）神门、太白：神门是手少阴经的原穴，太白是足太阴脾经的原穴，都有温补益气之效，可温补心脾。

（2）神门、三阴交：神门，温补心气可安神，三阴交可养血活血。

除以上三者之外，阳明经异常也可导致失眠，属胃不和则卧不安的概念。配穴：虚象可取手三里、足三里、建里。实象可取内庭、中脘等穴。

导致失眠的因素很复杂，可累及多条经络和其相关的脏腑。有时可因几条经络同时病变而致。根据经络诊察的异常反应和症候的对接可进行辨经、选经、选穴，这样而致的指导治疗思路，可对患者病情有深入的认识，从而采取较合适的治疗方法。

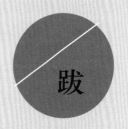

# 跋

　　张仲景在《伤寒论》自序中写道："余每览越人入虢之诊、望齐侯之色，未尝不慨然叹其才秀也。"并批评当世医者，"不念思求经旨，以演其所知，各承家技，终始顺旧。"魏晋时期的王叔和更是有感于古籍经典与后世临床之间的差距，在《脉经》序中抒发感慨道："遗文远旨，代寡能用，旧经秘书，奥而不售，遂令末学，昧于原本，互滋偏见，各逞己能。"可见中医界对传统经典理论的继承和运用自古以来就存在着很多问题，后世学者对此迷惘者居多，偶有阐发已属难得，更鲜见有系统剖析经典并在临床加以运用反思者，从而形成理论传承断代、学术发展滞后的状态。

　　自从跟随王居易老师进行临床学习之后，我们对针灸临床，以及指导针灸临床的经络医学理论有了全新而深刻的认识，发现中国两千多年前的中医经络理论中所蕴藏的巨大价值，我们不仅惊叹于老师对《黄帝内经》等经典理论的独特理解，更惊讶于他对经典理论在临床实践中的不懈思考和探索，老师在临床工作中认真严谨，选经、配穴时近乎苛刻的细腻斟酌，手法操作中的熟练和专注，乃至治疗沉疴顽疾的速捷疗效，常常出人意料，这些无不给我们留下深刻难忘的印象！

　　我们是王居易老师的入室弟子，有些已经在他身边学习了三四年之久，在跟随老师的临床学习中亲历了大量有效病例。本次遵师命对近年来老师亲自诊治的 125 例临床病例进行搜集、整理，很多病例还经过反复的电话随访，力求真实反映诊疗实际情况，能够较完整、全面地反映老师的理论思考和临床特色。读者可以从书中所述的病例治疗经过，尤其是在医案解读中，领略到传统经络医学理论体系的博大精深，以及其对临床指导的宝贵价值。本书的出版，希望能够对从事临床工作的针灸同行有所启发，对正确理解和继承中医经典理论的精髓有所帮助！

入室弟子：李梅　张侨文　王红民

2014 年 3 月 30 日